单孔腹腔镜结直肠手术学

OPERATIVE TECHNIQUES IN SINGLE INCISION
LAPAROSCOPIC COLORECTAL SURGERY

〔美〕安妮尔·P.盖斯勒　〔美〕黛博拉·S.凯勒　〔美〕埃里克·M.哈斯　主编
赵任　周鸿　顾磊　主译

Daniel P. Geisler
Deborah S.Keller
Eric M.Haas
Editors

湖南科学技术出版社·长沙

国家一级出版社　全国百佳图书出版单位

西医经典名著集成

《单孔腹腔镜结直肠手术学》

编译委员会

主　译：赵　任　周　鸿　顾　磊
译　者：（按姓名汉语拼音排序）

顾　磊　上海交通大学医学院附属仁济医院
胡仁豪　同济大学附属东方医院
蒋春晖　上海交通大学医学院附属仁济医院
蒋小华　同济大学附属东方医院
刘　坤　上海交通大学医学院附属瑞金医院
刘　晔　上海交通大学医学院附属仁济医院
施赟杰　海军军医大学第一附属医院
王　颢　海军军医大学第一附属医院
徐　烨　复旦大学附属肿瘤医院
赵　任　上海交通大学医学院附属瑞金医院
郑洪途　复旦大学附属肿瘤医院
周　鸿　上海交通大学医学院附属仁济医院

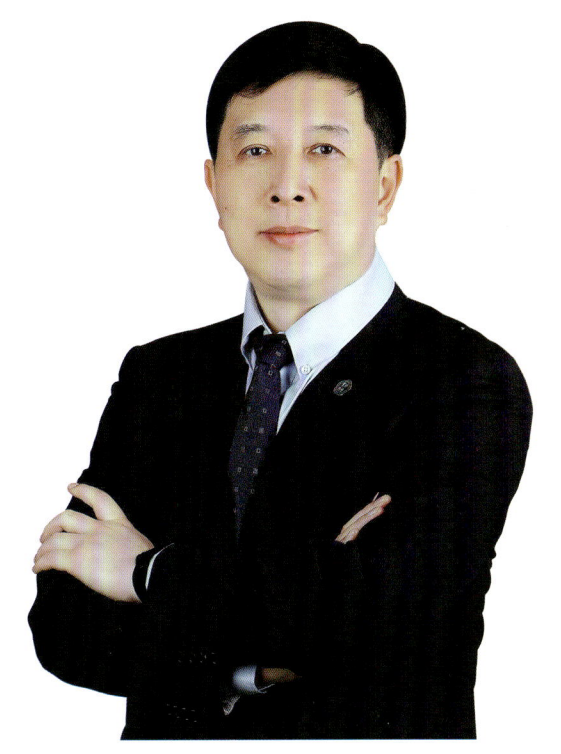

赵任 医学博士，主任医师，教授，博士后导师，国之名医。现任上海交通大学医学院附属瑞金医院副院长，医用机器人研究所所长。担任FACS，中国医师协会外科医师分会委员，中国医师协会结直肠肿瘤专业委员会单孔腹腔镜学组主任委员，中国医师协会结直肠肿瘤专业委员会ERAS专业委员会副主任委员，中国医师协会结直肠外科分会结直肠专业委员会机器人专业委员会副主任委员，中国医师协会外科分会结直肠专业委员会常委，上海市抗癌协会副理事长，上海市抗癌协会大肠癌专业委员会主任委员，上海市医师协会普外科医师分会结直肠外科工作组组长，上海市医师协会医学机器人专业委员会副会长，上海研究型医院学会普外科微创专业委员会主任委员，上海医学会普外科专业委员会委员、肛肠学组副组长，中国医师协会肛肠学组委员，上海市医院协会理事等学术团体职务。开展腔镜、机器人、单孔结直肠癌手术9000余例，在国内最早开展机器人和单孔腹腔镜结直肠癌手术并建成国内最大规模单孔腹腔镜结直肠根治术数据库，牵头制定首部单孔腹腔镜结直肠手术专家共识，牵头国际上首个以远期疗效为研究终点的多中心单孔结直肠癌手术RCT研究，牵头成立国内首个单孔结直肠手术学组和学院担任首任主任委员和院长，2012年开展亚洲首例术中放疗联合直肠癌根治术，2020年开展首例V-NOTES结直肠手术，2022年开展国内首例单孔机器人结直肠癌根治术，2023年开展国际首例单孔机器人全腔镜胃癌根治术，参与制定国家卫生健康委员会结直肠肿瘤诊治领域多项专家共识和指南。获国家科技进步三等奖，以第一完成人获得上海市医学科技奖三等奖、上海市科技进步二等奖、中华医学科技奖三等奖、华夏医学科技奖三等奖等。参加国家"973课题"1项，主持国家自然科学基金3项，上海市科学技术委员会、卫生健康委员会、申康重大课题10项；以第一/通讯作者在 *New England Journal of Medicine*、*Cancer Res*、*International Journal of Surgery*、*Front Oncol*、*BMC*

Cancer 等期刊发表 SCI、核心期刊论文 100 余篇，累计影响因子超过 800 分。获国家技术发明专利 2 项，主编《大肠癌：基础与临床的转化》，参编国家规划教材《肛肠病学》等多项著作，担任 ESCP 会议分会主席，多次在 ASCRS 等国家会议上主题发言。

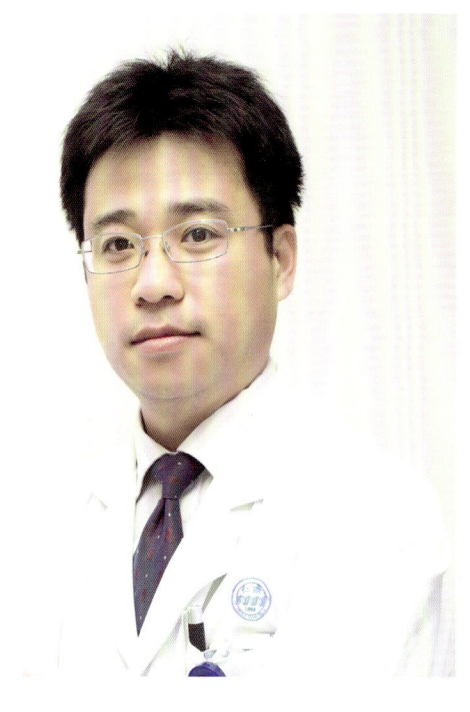

周鸿 医学博士，主任医师。现任上海交通大学医学院附属仁济医院胃肠外科科主任助理。担任上海市医师协会普外科医师分会结直肠外科工作组副组长，上海研究型医院学会普通外科微创专业委员会委员，中国医师协会外科医师分会微创外科医师委员会青年委员，中国研究型医院学会微创外科学专业委员会委员，中国抗癌协会加速康复肿瘤外科专业委员会委员，上海市妇婴安全专家库成员等学术团体职务。长期从事结直肠肿瘤的外科治疗工作，尤其善长结直肠肿瘤各种腹腔镜及机器人手术。担任院内多个疑难危重病多学科讨论（MDT）专家组成员。上海市申康临床重点项目单孔结直肠癌手术课题分中心负责人，并主持其他多项临床研究课题，累计发表各类论文（包含 *Cell* 子刊等 SCI 论文）30 余篇。

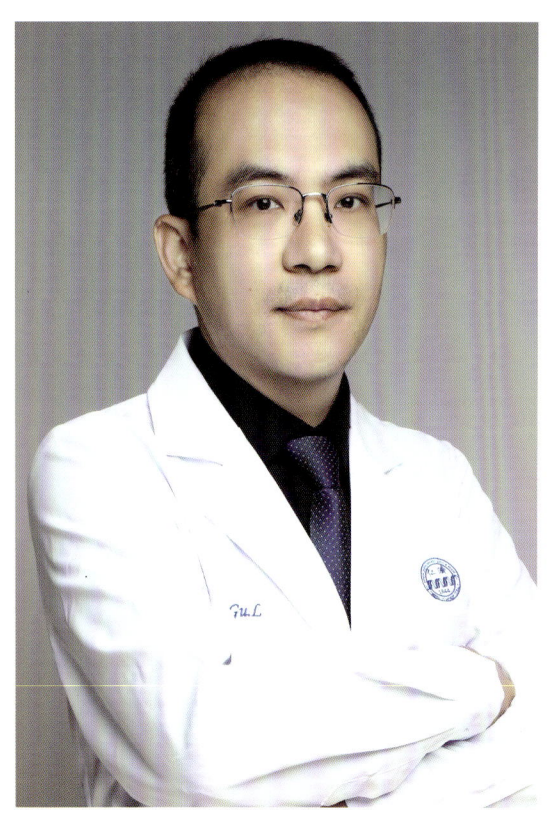

顾磊 医学博士，副主任医师。现任上海交通大学医学院附属仁济医院胃肠外科副主任医师。担任加拿大渥太华大学医学院兼职教授，国际消化肿瘤外科医师协会（IASGO）会员，欧洲结直肠病学会（ESCP）会员，亚洲内镜和腹腔镜外科医师协会（ELSA）会员，中国医师协会结直肠肿瘤分会 TaTME 专业委员会委员，中国医师协会外科医师分会经肛腔镜外科专家工作组专家委员，中国医药教育协会胃肠肿瘤专业委员会委员，上海抗癌协会胃肠肿瘤腹腔镜青年专业委员会委员等学术团体职务。长期从事结直肠肿瘤的微创外科治疗工作，特别是低位、超低位直肠癌的保肛手术与经肛腔镜手术等，是上海第一例腹部无切口纯经肛 taTME 手术的实施者。近年来以第一作者或通讯作者发表学术论文 40 余篇，其中 SCI 论文 20 篇，参编 3 部著作，申请国家发明专利 4 项，授权 2 项。先后承担及参与多项国家级省部级课题。

序　言

腹腔镜手术彻底改变了结肠直肠外科领域。自 25 年前推出腹腔镜手术以来，患者的获益和经济价值不断显现。尽管腹腔镜手术的好处不言而喻，但发展速度却很缓慢。2004年，具有里程碑意义的外科临床治疗结果（COST）试验公布后，证实了腹腔镜结肠切除术与开腹结肠切除术在肿瘤学上的等效性，我们当时期望美国的腹腔镜结肠切除术比率可以呈指数级上升。但是，自试验结果公布以来，所有结直肠疾病的腹腔镜手术率仅约上升至合适患者的 2/3，估计在结肠癌的应用率为 50％，直肠癌的应用率为 10％。

那为什么没有更多外科医生选择腹腔镜结直肠手术呢？这项技术推广的最大障碍是教育难度。腹腔镜手术技术要求较高，掌握该技术需要较长的学习曲线和时间投入。对于经验丰富的外科医生造成了一个困境，需要从手术中抽出时间来学习新技能。而对于应届毕业生来说，腹腔镜手术在外科培训中并未得到充分涵盖，因此需要匀出更多时间来实践学习，需要获得外部的支持来加快学习进度。然而，为了患者获益，这些努力还是值得的。

我们还增加了在各种微创平台操作的可能。这就是缩小的单孔腹腔镜手术的用武之地。单孔腹腔镜手术是将经自然腔道内镜手术（NOTES）和传统腹腔镜手术结合，推动了微创手术领域的发展，使患者的伤口更加美观，减少了术后疼痛，与多端口腹腔镜检查相比，进一步缩短了住院时间。所有新技术都存在技术挑战和独特的学习曲线。而凭借经验的累积和正确的指导，单孔腹腔镜手术可以成为术式选择中不可或缺的一部分。

本书提供了学习这种先进的微创技术所需的知识。本书分为两部分。第一部分介绍了围手术期护理、手术室设备和患者体位的摆放、根据操作方法和人体工程学选择可用平台、器械通道的放置和解剖技术知识的介绍。第二部分详细介绍了常见的结直肠手术，包括手术操作步骤，每个手术附带的图片和视频，以及手术大师的提示和技巧。我们认为本书对于所有微创外科医生来说都是一个有价值的工具，对新手到希望进一步发展技能的经验丰富的外科医生都有帮助。单孔腹腔镜手术对于外科医生的手术方式产生了巨大影响，我们期望本书能让术者及其手术操作获益。

祝阅读愉快！

黛比，埃里克，丹

译者序

　　我们非常荣幸为您介绍这本关于单孔结直肠手术的图书。本书旨在为医疗专业人员提供关于单孔腹腔镜结直肠手术技术的全面指南和深入了解。

　　随着微创理念和技术的不断进步发展，单孔腹腔镜结直肠手术已成为结直肠外科微创领域的重要组成部分，越来越多的结直肠外科医生开始开展单孔腹腔镜结直肠手术。这种技术仅通过单一的小切口进入腹腔，实现结直肠手术的微创治疗。相比传统的多孔腹腔镜手术，单孔腹腔镜结直肠手术减少了切口数量和组织损伤，从而带来更快的康复和更美观的外观。大量的循证医学证据表明，在手术安全性和肿瘤学疗效方面，单孔腹腔镜结直肠手术非劣效于传统腹腔镜多孔手术。

　　目前单孔机器人辅助结直肠手术已经开始应用于临床，相比传统的单孔腹腔镜结直肠手术，单孔机器人由可弯操作臂组成，能够兼顾单孔微创美容和机器人精准、滤抖和狭窄空间操作的优势，相信是未来单孔结直肠手术的重要发展方向。

　　本书的目标是为读者提供一个全面的指南，以帮助他们掌握单孔腹腔镜结直肠手术的技术和技巧。本书详细介绍了手术的适应证、手术难点、手术操作步骤、手术操作要点和注意事项，并提供了丰富的插图和照片来帮助读者更好地理解和应用这些技术。

　　除了手术技术的详细介绍，本书还涵盖了手术前的准备、术后护理和并发症的处理等内容。希望通过这些信息，读者能够全面了解单孔腹腔镜结直肠手术的全过程，并能够在实践中应用这些技术更好地为患者提供治疗和护理。

　　本书的翻译得益于一支由经验丰富的结直肠外科专家组成的团队，他们在单孔结直肠手术领域拥有广泛的知识和实践经验。他们的专业知识和见解为本书的翻译提供了坚实的基础，并确保了内容的准确性和可靠性。

　　最后，感谢所有参与本书翻译和出版的人员，他们的辛勤工作和专业精神使得本书成为可能。我们也要感谢尊敬的读者选择和阅读本书，希望本书能为您的学习和实践带来价值。

赵任　周鸿　顾磊

于上海交通大学医学院

目　　录

1　结直肠手术中的快速康复路径

背景和介绍

成功进行大型手术有许多关键因素。除了良好的技术、技能外，加快患者康复受到越来越多的关注。快速康复外科（ERAS）的发展始于20世纪末的丹麦，当时 Henrik Kehlet 描述了加速术后康复的方案[1,2]。他于1999年报告了这些途径在结直肠手术中的应用，我们的团队也于同年开始使用和研究这些快速康复路径[3]。此后，ERAS 的应用不断扩展，持续研究推动患者康复加速，减少住院时间，改善医疗资源利用和患者预后。在本章中，我们详细介绍了增强康复途径的发展和组成，分为术前、术中和术后护理三个部分（表1-1）。

表1-1	快速康复的组成部分	
术前	**术中**	**术后**
患者教育和预期宣教	保持正常体温	多模式镇痛
口服抗生素和选择性肠道准备	尽量采用腹腔镜手术	早期进食
静脉滴注抗生素	尽量避免鼻胃管和引流管	早期拔除尿管
术前营养支持	目标导向的液体疗法	激励肺活量
μ-阿片受体拮抗剂爱维莫潘（阿维莫泮）的选择性使用	多模式镇痛	标准化出院标准
多模式镇痛		
静脉血栓的宣教和预防		

术　前

患者教育和期望管理是快速康复的起点

除了接受重大结直肠手术所伴随的正常压力和焦虑外，如果患者术前期望表明住院时间显著较长，那么术后24～48小时内回家的想法对患者来说可能会很困难。在实施快速康复计划之前，许多中心通常在手术后进行造口教育，尽管在这些机构，在开展 ERAS 之前就已有多年术前造口护理的经验。随着术前造口教育的增加，患者实现独立造口护理并防止延迟出院所需的天数显著减少[4,5]。这也是术后水合和脱水管理的重要组成部分，以及将患者引入围手术期液体管理的教育。

口服抗生素和选择性肠道准备

术前肠道准备在 ERPs 中的作用仍有争议。数十年来，在择期结直肠手术中一直使用机械性肠道准备（MBP），据称可以减少肠腔内粪便负担，有助于处理肠道，但最初认为可降低创口感染率。先前的研究表明，接受 MBP 的患者在体重、运动耐受性和电解质变化方面存在统计学上显著的差异；然而，目前尚不清楚这些对术后患者康复是否产生显著的临床影响[6]。2011年最新的 Cochrane 综述报告指出，在接受或不接受 MBP 的患者之间，无吻合口漏或创口感染的显著差异[7]。

许多外科医生在讨论 MBP 的使用或避免使用时未能认识到的是，口服抗生素与 MBP 结合使用时改善结果的证据。最近一项关于 MBP 与口服抗生素联合应用于结直肠手术患者的荟萃分析显示，与仅进行 MBP 或根本不进行 MBP 的患者相比，患者的手术部位感染显著减少[8]。这清楚地支持口服 MBP 的优势，并且在手术时提供有利的肠道处理。因此，作者的标准实践是对于接受结直肠切除手术的患者，强制性地进行 MBP 并配合口服抗生素，尤其是对于那些需要回肠造瘘的患者，因为欧洲的随机试验明确显示没有 MBP 会导致更糟糕的结果。此外，MBP 对于那些计划术中结肠镜检查的患者显然也很重要。

术前静脉滴注抗生素

除了支持与 MBP 一起使用口服抗生素的证据外，手术部位感染（SSI）预防广泛采用预防性静脉抗生素。外科护理改进项目（SCIP）对结直肠手术中适当的抗生素选择和剂量协议起到了催化作用[9]。文献表明，在结直肠手术患者中，使用静脉抗生素可以将 SSI 的发生率从 40% 降低到 10%[10]。其他研究还表明，抗生素输注的最佳时机是在手术划皮的 60 分钟内，理想情况下是 30 分钟内[11,12]。SSI 的预防对于 ERP 尤为重要，因为 SSI 与患者的并发症发病率和额外的住院时间相关[10]。

术前营养

手术前夜禁食的观念逐渐发生改变。欧洲和美国麻醉学会现在建议在手术前至少 2 小时禁食流质，以及在手术前 6 小时禁食固体食物[13,14]。为了减轻手术压力，鉴于流质在手术前 2 小时内是安全的，目前多项有关术前碳水化合物饮食负荷的临床研究正在开展。目前的数据显示，摄入富含碳水化合物饮料的患者蛋白质丢失减少，胰岛素敏感性提高[15,16]。目前评估患者口渴、术后恶心呕吐、饥饿和住院时间等临床结果的文献有限，需要对结直肠手术人群进行进一步研究以证明其临床益处[15,17-19]。

μ-阿片受体拮抗剂

术后肠梗阻（POI）对结直肠手术后的患者产生严重影响，影响高达 25% 的患者[20,21]。爱维莫潘（Alvimopan）（Entereg，Merck& Co.，Kenilworth，N）是一种口服的、作用外周的 μ-阿片受体拮抗剂，已被证明能加速肠功能恢复的时间，减少术后恶心呕吐，缩短接受原肠重建手术患者的住院时间[21-25]。对于接受腹腔镜消化道重建手术的患者，其研究结果存在争议[26,27]。因此，作者仅在接受没有造口的开腹手术的患者或腹腔镜患者有高度转换风险的情况下使用 Alvimopan。Alvimopan 在手术前 5～30 分钟使用，术后每天使用 2 次，直到肠功能恢复，其疗程最多使用 15 次。

多模式镇痛

外科患者的疼痛控制通常是术后护理的一部分，但随着 ERPs 的出现，人们对术前使用非阿片类药物以改善术后疼痛产生了兴趣。GABA 受体激动剂，如盐酸普瑞巴林和加巴喷丁，具有抗焦虑和镇痛特性。对于术前使用普瑞巴林和加巴喷丁的荟萃分析显示，术后 24 小时内患者的疼痛减少，阿片类药物的使用减少[28,29]。患者的研究报告显示，相较于对照组，出现了额外的嗜睡和视觉障碍，同时呕吐率显著降低。在腹部外科领域，基于证据的关于剂量和使用时间的指南仍在等待中。

静脉血栓栓塞预防

深静脉血栓（DVT）和肺栓塞（PE）是患者重要的安全优先事项。高达 40% 的结直肠手术患者将在没有预防性治疗的情况下患上 DVT，5% 患上 PE[30]。当前的指南建议，对于中度风险患 DVT 或 PE 的患者，应接受低分子肝素（LMWH）或低剂量未分馏肝素（LDUH），如果低出血风险则使用，或者如果高出血风险则使用序贯压迫装置[31,32]。围手术期使用药物预防，结直肠手术患者中 DVT 和 PE 的发生率仅约为 2%[33]。

术　中

保持体温正常

手术室患者极易发生低体温，尤其是结直肠病例，需要额外进行适当的患者体位摆放、导尿管放置和皮肤准备[34]。低体温与增加的失血风险和术中输血有关。尽管在围手术期内保持正常体温似乎正常，但是围手术期低体温对创口感染的影响有待进一步研究[35-37]。

尽量采用腹腔镜手术

自 1991 年首次腹腔镜结肠切除手术以来，腹腔镜手术的采用率已增至超过 40% 的结直肠手术中[38,39]。腔镜手术可以加速肠功能恢复并减少住院时间 1～3 天，因此鼓励尽可能采取腹腔镜手术[40-43]。腹腔镜手术具有较小的切口、较少的疼痛、较少的并发症和减弱的应激反应[44,45]。长期结果显示，在肿瘤根治手术中，腹腔镜手术同样安全可行[46-49]。

避免鼻胃管和引流管

术中使用鼻胃管（NG）减压有助于改善腹腔视野，尤其是在腹腔镜手术中。20 余年的数据显示，手术后鼻胃管留置超过 24 小时与肠功能恢复和恢复饮食时间的延长以及相关呼吸道并发症相关[50,51]。此外，鼻胃管留置超过 24 小时并不能减少肺部并发症或降低吻合口漏的发生率[50,51]。从临床实践角度，长时间留置鼻胃管会影响手术后早期患者活动。因此，回病房前拔除鼻胃管是 ERP 的基本组成部分，符合自 1980 年代以来已知的荟萃分析数据。

腹腔引流在结直肠手术中用于观察吻合口漏和防止积液，但多项研究表明其对腹腔积液的引流并不能减少死亡率，降低手术部位感染率，最多只能在极少数情况下提供吻合口漏的早期预警。与鼻胃管相同，腹腔引流管也会影响患者的早期活动。

目标导向液体疗法

在结直肠手术中，有关术中和术后液体管理的最佳策略仍在争议中。早期文献比较了非限制性液体管理和限制性液体管理策略。非限制性液体管理可以避免低血容量引起的器官功能障碍、术后恶心呕吐和延长住院时间的并发症，但伴随肠道水肿和肺部并发症的风险增加[54,55]。限制性液体管理策略可能与更快地耐受饮食和减少肺部并发症相关，但伴有心脏和肾脏并发症的风险增加。然而，结果仍然没有定论[56,57]。当前的研究集中在使用经食道超声或非侵入性心排血量监测的目标导向液体疗法（GDFT）。与非限制性液体管理相比，GDFT 与总体液体给予减少相关，但其益处仍然不明确[55,58,59]。未来需要进一步研究。

麻醉和多模式镇痛

麻醉和多模式镇痛在 ERPs 中起着重要作用。在此过程中，需要平衡麻醉深度以保障腹腔镜手术中的气腹压力和开放手术中的腹壁牵拉，同时避免过深的镇静，以免延长患者术后早期活动的时间。

多模式镇痛是 ERPs 的重要组成部分，有许多研究评估了各种药物和给药方法以加速患者康复。初步研究表明，在 ERPs 之前使用硬膜外镇痛可以改善疼痛评分并加快肠功能恢复，但前提是硬膜外不含阿片类药物。然而，随着 ERPs 的实施，发现硬膜外镇痛并未比患者控制的镇痛（PCA）更有利于康复[62]。最近的证据表明，在腹腔镜结直肠术后，硬膜外麻醉减缓了康复，没有明显的益处，不建议作为 ERPs 的一部分[63]。腹直肌平面（TAP）阻滞可作为腹壁镇痛的一种手术辅助技术。局部麻醉的注射已被证明可以改善患者住院期间的术后疼痛评分[64,65]。然而，这种镇痛技术对整体镇静剂使用和住院时间的影响尚不清楚[65,66]。尽管有记录的镇痛益处，但目前尚无证据支持脂质体布比卡因优于标准布比卡因的使用。

术　后

多模式镇痛

术后的最佳镇痛在加速患者康复和患者满意度方面起着重要作用。尽管阿片类药物有已知的副作用，但它们广泛用于许多患者术后镇痛。患者自主控制镇痛（PCA）模式为患者提供了调节所需镇痛药量的机会。证据显示，与"按需"用药相比，PCA 模式具有更好的疼痛控制和满意度评分，但总体阿片类药物的使用会更多[67]。在术后第 1 天根据需要将患者从 PCA 转换为口服阿片类药物。由于阿片类药会产生包括恶心、呕吐和减弱肠动力的副作用，并可能导致肠梗阻，因此可予预定剂量额外的阿片类镇痛药，以尽量减少麻醉剂使用。

非甾体抗炎药（NSAIDs）通常与阿片类药物联合使用，以改善术后止痛效果。它们已被证明可以减少手术患者的阿片类药物使用，并在随机对照试验中与仅接受阿片类药物的患者相比提供更好的疼痛控制[68,69]，并可以通过静脉和口服两种途径给予。除了由于抗血小板活性引起的出血风险和肾功能损伤风险外，最近还有关于 NSAID 使用增加吻合口漏风险的担忧。关于使用 NSAIDs，一项大型回顾性分析显示肠道手术患者中吻合口漏的风险增加（OR 1.70，$P = 0.01$），而另一项研究没有显示吻合口漏的风险增加，但显示脓毒症的发生率增加（OR = 1.47，$P = 0.03$）[70,71]。NSAIDs 对 ERP 有明显的益处，但必须权衡潜在的并发症风险。根据我们对文献和临床结果的评估，我们在过去的 15 年中一直在使用。

与 NSAIDs 相比，对乙酰氨基酚是一种中枢作用的镇痛药，没有抗血小板活性、胃肠或肾损伤的风险，也不限制有心脏病史的患者。临床分析表明，对乙酰氨基酚单独使用能显著减轻术后疼痛，降低患者对额外镇痛药的需求[72]。其他两项研究显示，将对乙酰氨基酚与布洛芬或羟考酮联合使用比单独使用布洛芬或羟考酮提供了更好的镇痛效果[73,74]。多模式镇痛是术后患者快速康复的基石，我们常规使用对乙酰氨基酚，从静脉途径开始，并在患者能够口服时尽早过渡到口服，甚至在手术当天。

早期开放饮食

在以往，因为外科手术后生理性肠梗阻，术后患者需要等梗阻解除恢复排气后恢复饮食。近年来，有外科医生对常规胃肠减压的作用提出疑问，并评估了结直肠手术后早期饮食的安全性和好处，研究显示，早期肠内营养，即在 24 小时内进食，不增加肺炎、肠梗阻、吻合口裂开或死亡的风险[75,76]。总体而言，患者对早期饮食的耐受性良好，出现术后呕吐和鼻胃管重新插入的概率相似[76]。一些患者和外科医生可能会对手术后早期恢复口服摄入有迟疑，这导致了用口香糖进行模拟进食，以刺激消化的头期。多项研究对口香糖的影响进行了评估，总体效果良好[77]。口香糖是否减少总住院时间尚不清楚，但大多数证据表明使用口香糖是安全的，并且与更快排气和排便相关，大约提前 1 天[78,79]。目前尚不清楚，这是与口香糖中山梨醇相关，还是与胃肠道头部刺激相关。

早期拔除导尿管

早期拔除尿管是 ERPs 的标准实践，通常在结直肠手术中使用。留置导尿管有助于监测尿量和循环的间接监测，在术中减压膀胱以改善视野，并在术后预防尿潴留。对于接受结肠切除的患者，ERP 的标准实践是在术后第 1 天拔除导尿管，与术后第 1 天后拔除相比，与泌尿道感染（UTI）的低发率和与尿潴留相当的发生率相关[80,81]。对于接受直肠手术的患者，由于广泛的盆腔解剖和神经可能损失，被认为更容易出现尿潴留。作者的实践是在术后 1～2 天拔除导尿管，具体取决于患者的体力情况和他们的行走能力。在 ERPs 中，早期拔除尿管有助于降低 UTI 的风险[82]。作者的做法是在术后第 1 天或第 2 天拔除导尿管，具体取决于患者的虚弱程度和行走能力。

激励肺活量

除了泌尿系统并发症，预防肺部并发症对于加速患者康复也很重要。尽管存在对术后肺部优化的共识，但关于术后肺部优化的数据仍然不足。激励肺活量计是我们实践中的标准，尽管对低质量研究的荟萃分析未显示其优于深呼吸锻炼或胸部物理疗法[83,84]。激励肺活量计是廉价、简单的设备，为患者和外科医生提供了一种监测肺部变化的非侵入性方法，尽管缺乏基于证据的指南，但它们的潜在临床益处证明了它们的使用价值。

活　　动

早期活动对患者康复有多种好处。ERP 的许多组成部分，如早期拔除尿管、早期拔除鼻胃管、早期停止静脉输液和 PCA 镇痛药物，有助于术后第一天或更早实现行走。文献表明，不能早期行走是患者无法成功进行 ERP 的强有力预测因子[85]。

出院标准

出院标准需标准化，以确保所有护理团队成员有共同的计划，管理患者期望，并在决策过程中减少主观意见。通常的标准包括患者感觉良好、生命体征正常、疼痛缓解充分、对饮食和液体的耐受性充足，以及有足够的家庭支持。在一些特殊情况下，如有回肠造口的患者，还需要观察和宣教，确保排出物每日少于 1000 mL，并有足够的液体摄入。家庭支持可以在术前考虑，特别是取决于患者的家庭情况和虚弱程度。那些来自 4 小时以上车程或其他州的患者，也可以在医院多待一天或在医院附近宾馆过夜。

结　　论

自 Kehlet 等人首次提出快速康复或 ERAS 的概念以来，改善和加速术后恢复引起了更多的关注和临床研究。已进行大量研究来确定可以改善患者恢复的不同指标。尽管取得了巨大进展，但仍然存在改进的机会。作者单位有 25%～30% 的腹腔镜结肠切除术后患者在手术后的第二天出院，通常无须使用阿片类药物，且再入院率和并发症率低。随着快速康复路径的不断完善，我们希望能将这种快速恢复扩展到更多的患者。

〔贾斯汀·T. 布露迪　闻宇翔及科纳·P. 德莱尼〕

参考文献

［1］　Kehlet H. Multimodal approach to control postoperative pathophysiology and rehabilitation. Br J Anaesth〔Internet〕. 1997,78(5):606 - 17. Available from:http://www. ncbi. nlm. nih. gov/ pubmed/9175983.

［2］　Ljungqvist O. ERAS-enhanced recovery after surgery:moving evidence-based perioperative care to practice. JPEN J Parenter Enter Nutr〔Internet〕. 2014,38(5):559 - 66. Available from:http://www. ncbi. nlm. nih. gov/pubmed/24567343.

[3] Kehlet H, Mogensen T. Hospital stay of 2 days after open sigmoid-ectomy with a multimodal rehabilitation programme. Br J Surg [Internet]. 1999;86(2):227-30. Available from: http://www. ncbi. nlm. nih. gov/pubmed/ 10100792.

[4] Bryan S, Dukes S. The enhanced recovery programme for stoma patients: an audit. Br J Nurs [Internet]. 2010,19 (13):831-4. Available from: http://www. ncbi. nlm. nih. gov/pubmed/20606612.

[5] Younis J, Salerno G, Fanto D, Hadjipavlou M, Chellar D, Trickett JP. Focused preoperative patient stoma education, prior to ileos-tomy formation after anterior resection, contributes to a reduction in delayed discharge within the enhanced recovery programme. Int J Color Dis [Internet]. 2012,27(1):43-7. Available from: http://www. ncbi. nlm. nih. gov/pubmed/21660418.

[6] Holte K, Nielsen KG, Madsen JL, Kehlet H. Physiologic effects of bowel preparation. Dis Colon Rectum [Internet]. 2004,47(8):1397-402. Available from: http://www. ncbi. nlm. nih. gov/pubmed/15484356.

[7] Guenaga KF, Matos D, Wille-Jorgensen P. Mechanical bowel preparation for elective colorectal surgery. Cochrane Database Syst Rev [Internet]. 2011,7(9):CD001544. Available from: http://www. ncbi. nlm. nih. gov/pubmed/ 21901677.

[8] Kiran RP, Murray AC, Chiuzan C, Estrada D, Forde K. Combined preoperative mechanical bowel preparation with oral antibiotics significantly reduces surgical site infection, anastomotic leak, and ileus after colorectal surgery. Ann Surg [Internet]. 2015;262(3):415-6. Available from: http://www. ncbi. nlm. nih. gov/ pubmed/26258310.

[9] Graft B, Major O, Rate IM, Medicare P, Patients O. ACE Demonstration Quality Monitoring Program Frequency of Reporting and Applicable Surgical Procedures Revised February 3, 2011 Exhibit 2-8 (continued) ACE Demonstration Quality Monitoring Program Frequency of Reporting and Applicable Surgical Procedur. 2011.

[10] Nelson RL, Gladman E, Barbateskovic M. Antimicrobial prophy-laxis for colorectal surgery. Cochrane Database Syst Rev [Internet]. 2014;5:CD001181. Available from: http://www. ncbi. nlm. nih. gov/ pubmed/24817514.

[11] Hawn MT, Richman JS, Vick CC, Deierhoi RJ, Graham LA, Henderson WG, et al. Timing of surgical antibiotic prophylaxis and the risk of surgical site infection. JAMA Surg [Internet]. 2013;148(7):649-57. Available from: http://www. ncbi. nlm. nih. gov/pubmed/23552769.

[12] Steinberg JP, Braun BI, Hellinger WC, KusekL, Bozikis MR, Bush AJ, et al. Timing of antimicrobial prophylaxis and the risk of surgical site infections: results from the trial to reduce antimicrobial pro-phylaxis errors. Ann Surg [Internet]. 2009;250(1):10-6. Available from: http://www. ncbi. nlm. nih. gov/pubmed/19561486.

[13] American Society of Anesthesiologists C. Practice guidelines for preoperative fasting and the use of pharmacologic agents to reduce the risk of pulmonary aspiration: application to healthy patients undergoing elective procedures: an updated report by the American Society of Anesthesiologists Com. Anesthesiology [Internet]. 2011;114(3):495-511. Available from:http://www. ncbi. nlm. nih. gov/pubmed/21307770.

[14] Smith I, Kranke P, Murat I, Smith A, O'Sullivan G, Soreide E, et al. Perioperative fasting in adults and children: guidelines from the European Society of Anaesthesiology. Eur J Anaesthesiol [Internet]. 2011;28(8):556-69. Available from: http://www. ncbi. nlm. nih. gov/pubmed/21712716.

[15] Jones C, BadgerSA, Hannon R. The role of carbohydrate drinks in pre-operative nutrition for elective colorectal surgery. Ann R Coll Surg Engl [Internet]. 2011;93(7):504-7. Available from: http://www. ncbi. nlm. nih. gov/ pubmed/22004631.

[16] Svanfeldt M, ThorellA, Hausel J, Soop M, Rooyackers O, Nygren J, et al. Randomized clinical trial of the effect of preoperative oral carbohydrate treatment on postoperative whole-body protein and glucose kinetics. Br J Surg [Internet]. 2007;94(11):1342-50. Available from: http://www. ncbi. nlm. nih. gov/pubmed/17902094.

[17] Noblett SE, Watson DS, Huong H, Davison B, Hainsworth PJ, Horgan AF. Pre-operative oral carbohydrate loading in colorectal surgery: a randomized controlled trial. Color Dis [Internet]. 2006;8(7):563-9. Available from: http://www. ncbi. nlm. nih. gov/ pubmed/16919107.

[18] Sada F, Krasniqi A, Hamza A, Gecaj-Gashi A, Bicaj B, Kavaja F. A randomized trial of preoperative oral carbohydrates in abdominal surgery. BMC Anesth [Internet]. 2014;14:93. Available from: http://www. ncbi. nlm. nih. gov/pubmed/25364300.

[19] Smith MD, McCall J, Plank L, Herbison GP, Soop M, Nygren J. Preoperative carbohydrate treatment for enhancing recovery after elective surgery. Cochrane Database Syst Rev [Internet]. 2014;8:CD009161. Available from: http://www. ncbi. nlm. nih. gov/ pubmed/25121931

[20] Asgeirsson T, El-Badawi KI, Mahmood A, Barletta J, Luchtefeld M, Senagore AJ. Postoperative ileus: it costs more than you expect. J Am Coll Surg [Internet]. 2010;210(2):228 - 31. Available from:http://www. ncbi. nlm. nih. gov/pubmed/20113944.

[21] Delaney CP, Wolff BG, Viscusi ER, Senagore AJ, Fort JG, Du W, et al. Alvimopan, for postoperative ileus following bowel resection: a pooled analysis of phase III studies. Ann Surg [Internet]. 2007;245(3):355 - 63. Available from: http://www. ncbi. nlm. nih. gov/pubmed/17435541.

[22] Delaney CP, Craver C, Gibbons MM, Rachfal AW, VandePol CJ, Cook SF, et al. Evaluation of clinical outcomes withalvimopan in clinical practice: a national matched-cohort study inpatients under-going bowel resection. Ann Surg [Internet]. 2012;255(4):731 - 8. Available from: http://www. ncbi. nlm. nih. gov/pubmed/22388106.

[23] Delaney CP, Weese JL, Hyman NH, Bauer J, Techner L, Gabriel K, et al. Phase III trial of alvimopan, a novel, peripherally acting, muopioid antagonist, for postoperative ileus after major abdominal surgery. Dis Colon Rectum [Internet]. 2005;48(6):1114 - 25. Available from: http://www. ncbi. nlm. nih. gov/pubmed/15906123.

[24] Viscusi ER, Goldstein S, Witkowski T, Andonakakis A, Jan R, Gabriel K, et al. Alvimopan, a peripherally acting mu-opioid receptor antagonist, compared with placebo in post-operative ileus after major abdominal surgery: results of a randomized, double-blind, controlled study. Surg Endosc [Internet]. 2006;20(1):64 - 70. Available from: http://www. ncbi. nlm. nih. gov/pubmed/16333556.

[25] Wolff BG, Michelassi F, Gerkin TM, Techner L, Gabriel K, Du W, et al. Alvimopan, a novel, peripherally acting mu opioid antagonist: results of a multicenter, randomized, double-blind, placebo-controlled, phase III trial of major abdominal surgery and postoperative ileus. Ann Surg [Internet]. 2004;240(4):725 - 8. Available from: http://www. ncbi. nlm. nih. gov/pubmed/15383800.

[26] Obokhare ID, Champagne B, Stein SL, Krpata D, Delaney CP. The effect of alvimopan on recovery after laparoscopic segmental colectomy. Dis Colon Rectum [Internet]. 2011;54(6):743 - 6. Available from: http://www. ncbi. nlm. nih. gov/pubmed/21552060.

[27] Barletta JF, AsgeirssonT, El-BadawiKI, Senagore AJ. Introduction of alvimopan into an enhanced recovery protocol for colectomy offers benefit in open but not laparoscopic colectomy. J Laparoendosc Adv Surg Tech A [Internet]. 2011;21(10):887 - 91. Available from: http://www. ncbi. nlm. nih. gov/pubmed/21939354.

[28] Ho KY, Gan TJ, Habib AS. Gabapentin and postoperative pain-a systematic review of randomized controlled trials. Pain [Internet]. 2006;126(1 - 3):91 - 101. Available from: http://www. ncbi. nlm. nih. gov/pubmed/16846695.

[29] Zhang J, Ho KY, Wang Y. Efficacy of pregabalin in acute postoperative pain: a meta-analysis. Br J Anaesth [Internet]. 2011;106(4):454 - 62. Available from: http://www. ncbi. nlm. nih. gov/pubmed/21357616.

[30] Bergqvist D. Venous thromboembolism: a review of risk and pre-vention in colorectal surgery patients. Dis Colon Rectum [Internet]. 2006;49(10):1620 - 8. Available from: http://www. ncbi. nlm. nih. gov/pubmed/17019655

[31] Gould MK, Garcia DA, Wren SM, Karanicolas PJ, Arcelus JI, Heit JA, et al. Prevention of VTE in nonorthopedic surgical patients: antithrombotic therapy and prevention of thrombosis, 9th ed: American College of Chest Physicians Evidence-Based Clinical Practice Guidelines. Chest [Internet]. 2012;141 (2 Suppl): e227S - 77S. Available from:http://www. ncbi. nlm. nih. gov/ pubmed/22315263.

[32] Guyatt GH, Akl EA, Crowther M, Gutterman DD, Schuunemann HJ, American College of Chest Physicians Antithrombotic T, et al. Executive summary: antithrombotic therapy and prevention of thrombosis, 9th ed: American College of Chest Physicians Evidence-Based Clinical Practice Guidelines. Chest [Internet]. 2012;141(2 Suppl):7S - 47S. Available from: http://www. ncbi. nlm. nih. gov/pubmed/22315257.

[33] Colorectal Writing Group for Surgical C, Outcomes Assessment Program-Comparative Effectiveness Research Translation Network C, Nelson DW, Simianu V V, Bastawrous AL, Billingham RP, et al. Thromboembolic complications and prophylaxis patterns in colorectal surgery. JAMA Surg [Internet]. 2015;150(8):712 - 20. Available from: http://www. ncbi. nlm. nih. gov/pubmed/26060977.

［34］ Rajagopalan S，Mascha E，Na J，Sessler DI. The effects of mild perioperative hypothermia on blood loss and transfu-sion require-ment. Anesthesiology［Internet］. 2008；108（1）：71 - 7. Available from：http：//www. ncbi. nlm. nih. gov/pubmed/18156884.

［35］ Barone JE，Tucker JB，Cecere J，Yoon MY，Reinhard E，Blabey RG Jr，et al. Hypothermia does not result in more complications after colon surgery. Am Surg［Internet］. 1999；65（4）：356 - 9. Available from：http：//www. ncbi. nlm. nih. gov/pubmed/10190363.

［36］ Kurz A，Sessler DI，Lenhardt R. Perioperative normothermia to reduce the incidence of surgical-wound infection and shorten hos-pitalization. Study of wound infection and temperature group. N Engl J Med［Internet］. 1996；334（19）：1209 - 15. Available from：http：//www. ncbi. nlm. nih. gov/pubmed/8606715.

［37］ Lehtinen SJ，Onicescu G，Kuhn KM，Cole DJ，Esnaola NF. Normothermia to prevent surgical site infections after gas-trointestinal surgery：holy grail or false idol? Ann Surg［Internet］. 2010；252（4）：696 - 704. Available from：http：//www. ncbi. nlm. nih. gov/pubmed/20881777.

［38］ Fox J，Gross CP，Longo W，Reddy V. Laparoscopic colectomy for the treatment of cancer has been widely adopted in the United States. Dis Colon Rectum［Internet］. 2012；55（5）：501 - 8. Available from：http：//www. ncbi. nlm. nih. gov/pubmed/22513427.

［39］ Jacobs M，Verdeja JC，Goldstein HS. Minimally invasive colon resection（laparoscopic colectomy）. Surg Laparosc Endosc［Internet］. 1991；1（3）：144 - 50. Available from：http：//www. ncbi. nlm. nih. gov/pubmed/1688289.

［40］ Delaney CP，Chang E，Senagore AJ，Broder M. Clinical outcomes and resource utilization associated with laparo-scopic and open colectomy using a large national database. Ann Surg［Internet］. 2008；247（5）：819 - 24. Available from：http：//www. ncbi. nlm. nih. gov/pubmed/18438119.

［41］ Delaney CP，Marcello PW，Sonoda T，Wise P，Bauer J，Techner L. Gastrointestinal recovery after laparoscopic co-lectomy：results of a prospective，observational，multicenter study. Surg Endosc［Internet］. 2010；24（3）：653 - 61. Available from：http：//www. ncbi. nlm. nih. gov/pubmed/19688390.

［42］ Guillou PJ，Quirke P，Thorpe H，Walker J，Jayne DG，Smith AM，et al. Short-term endpoints of conventional ver-sus laparoscopic-assisted surgery inpatients with colorectal cancer（MRCCLASICC trial）：multicentre，randomised controlled trial. Lancet［Internet］. 2005；365（9472）：1718 - 26. Available from：http：//www. ncbi. nlm. nih. gov/pubmed/15894098.

［43］ VeldkampR，KuhryE，Hop WC，Jeekel J，Kazemier G，Bonjer HJ，et al. Laparoscopic surgery versus open surgery for colon cancer：short-term outcomes of a randomised trial. Lancet Oncol［Internet］. 2005；6（7）：477 - 84. Availa-ble from：http：//www. ncbi. nlm. nih. gov/ pubmed/15992696.

［44］ Madbouly KM，Senagore AJ，Delaney CP. Endogenous mor-phine levels after laparoscopic versus open colectomy. Br J Surg［Internet］. 2010；97（5）：759 - 64. Available from：http：//www. ncbi. nlm. nih. gov/pubmed/20309893.

［45］ Yoshida S，OhtaJ，Yamasaki K，Kamei H，HaradaY，YaharaT，et al. Effect of surgical stress on endogenous mor-phine and cytokine levels in the plasma after laparoscopoic or open cholecystectomy. Surg Endosc［Internet］. 2000；14（2）：137 - 40. Available from：http：//www. ncbi. nlm. nih. gov/pubmed/10656946.

［46］ Stevenson AR，Solomon MJ，Lumley JW，Hewett P，Clouston AD，Gebski VJ，et al. Effect of laparoscopic-assisted resection vs open resection on pathological outcomes in rectal cancer：the ALaCaRT randomized clinical trial. JAMA［Internet］. 2015；314（13）：1356 - 63. Available from：http：//www. ncbi. nlm. nih. gov/pubmed/26441180.

［47］ Fleshman J，Branda M，Sargent DJ，Boller AM，George V，Abbas M，et al. Effect of laparoscopic-assisted resection vs open resection of stage II or III rectal cancer on pathologic outcomes：the ACOSOG Z6051 randomized clinical trial. JAMA［Internet］. 2015；314（13）：1346 - 55. Available from：http：//www. ncbi. nlm. nih. gov/pubmed/26441179.

［48］ Bonjer HJ，Deijen CL，Haglind E，Group CIS. A randomized trial of laparoscopic versus open surgery for rectal cancer. NEnglJ Med［Internet］. 2015；373（2）：194. Available from：http：//www. ncbi. nlm. nih. gov/pubmed/26154803.

［49］ Theophilus M，Platell C，Spilsbury K. Long-term survival following laparoscopic and open colectomy for colon canc-er：a meta-analysis of randomized controlled trials. Color Dis［Internet］. 2014；16（3）：O75 - 81. Available from：

http：//www. ncbi. nlm. nih. gov/ pubmed/24206016.

［50］ CheathamML，Chapman WC，Key SP，Sawyers JL. A meta-analysis of selective versus routine nasogastric decom-pression after elective laparotomy. Ann Surg［Internet］. 1995；221(5)；468 – 9. Available from：http：//www. ncbi. nlm. nih. gov/pubmed/7748028.

［51］ Nelson R，Edwards S，Tse B. Prophylactic nasogastric decom-pression after abdominal surgery. Cochrane Database Syst Rev［Internet］. 2007；18(3)；CD004929. Available from：http：//www. ncbi. nlm. nih. gov/pubmed/17636780.

［52］ KarliczekA，Jesus EC，Matos D，Castro AA，Atallah AN，Wiggers T. Drainage or nondrainage in elective colorectal anastomosis：a systematic review and meta-analysis. Color Dis［Internet］. 2006；8(4)；259 – 65. Available from：ht-tp：//www. ncbi. nlm. nih. gov/ pubmed/16630227.

［53］ Petrowsky H，Demartines N，Rousson V，Clavien PA. Evidence-based value of prophylactic drainage in gastrointes-tinal surgery：a systematic review and meta-analyses. Ann Surg［Internet］. 2004；240(6)；1074 – 5. Available from：http：//www. ncbi. nlm. nih. gov/pubmed/15570212.

［54］ Mythen MG，Webb AR. Perioperative plasma volume expansion reduces the incidence of gut mucosal hypoperfusion during cardiac surgery. Arch Surg［Internet］. 1995；130(4)；423 – 9. Available from：http：//www. ncbi. nlm. nih. gov/pubmed/7535996.

［55］ Senagore AJ，Emery T，LuchtefeldM，Kim D，Dujovny N，Hoedema R. Fluid management for laparoscopic colecto-my：a prospective，randomized assessment of goal-directed administration of balanced salt solution or hetastarch cou-pled with an enhanced recovery program. Dis Colon Rectum［Internet］. 2009；52(12)；1935 – 40. Available from：http：//www. ncbi. nlm. nih. gov/pubmed/19934912.

［56］ Abraham-Nordling M，HjernF，Pollack J，Prytz M，Borg T，Kressner U. Randomized clinical trial of fluid restric-tion in colorectal surgery. Br J Surg［Internet］. 2012；99(2)；186 – 91. Available from：http：//www. ncbi. nlm. nih. gov/pubmed/21948211.

［57］ Boland MR，Noorani A，Varty K，Coffey JC，Agha R，Walsh SR. Perioperative fluid restriction in major abdominal surgery：systematic review and meta-analysis of randomized，clinical trials. World J Surg［Internet］. 2013；37(6)；1193 – 202. Available from：http：//www. ncbi. nlm. nih. gov/pubmed/23463399.

［58］ Waldron NH，Miller TE，Thacker JK，Manchester AK，White WD，Nardiello J，et al. A prospective comparison of a noninvasive cardiac output monitor versus esophageal Doppler monitor for goal-directed fluid therapy in colorectal surgery patients. Anesth Analg［Internet］. 2014；118(5)；966 – 75. Available from：http：//www. ncbi. nlm. nih. gov/pubmed/24681660.

［59］ Yates DR，Davies SJ，Milner HE，Wilson RJ. Crystalloid or colloid for goal-directed fluid therapy in colorectal sur-gery. Br J Anaesth［Internet］. 2014；112(2)；281 – 9. Available from：http：//www. ncbi. nlm. nih. gov/pubmed/24056586.

［60］ Jorgensen H，Wetterslev J，Moiniche S，Dahl JB. Epidural local anaesthetics versus opioid-based analgesic regimens on postopera-tive gastrointestinal paralysis，PONV and pain after abdominal surgery. Cochrane Database Syst Rev［Internet］. 2000；(4)；CD001893. Available from：http：//www. ncbi. nlm. nih. gov/pubmed/11034732.

［61］ Senagore AJ，Delaney CP，Mekhail N，Dugan A，Fazio VW. Randomized clinical trial comparing epidural anaesthe-sia and patient-controlled analgesia after laparoscopic segmental colectomy. Br J Surg［Internet］. 2003；90(10)；1195 – 9. Available from：http：//www. ncbi. nlm. nih. gov/pubmed/14515286.

［62］ Zutshi M，Delaney CP，Senagore AJ，Mekhail N，Lewis B，Connor JT，et al. Randomized controlled trial comparing the controlled rehabilitation with early ambulation and diet pathway versus the controlled rehabilitation with early am-bulation and diet with pre-emptive epidural anesthesia/analgesia after laparotomy and intestinal re. Am J Surg［Inter-net］. 2005；189(3)；268 – 72. Available from：http：//www. ncbi. nlm. nih. gov/pubmed/15792748.

［63］ Hübner M，Blanc C，Roulin D，Winiker M，Gander S，Demartines N. Randomized clinical trial on epidural versus patient-controlled analgesia for laparoscopic colorectal surgery within an enhanced recovery pathway. Ann Surg［In-ternet］. 2015；261(4)；648 – 53. Available from：http：//www. ncbi. nlm. nih. gov/pubmed/25119117.

［64］ McDonnell JG，O'Donnell B，Curley G，Heffernan A，Power C，Laffey JG. The analgesic efficacy of transversus ab-dominis plane block after abdominal surgery：a prospective randomized controlled trial. Anesth Analg［Internet］.

2007;104(1):193 - 7. Available from: http://www. ncbi. nlm. nih. gov/pubmed/17179269.

[65] Keller DS, Ermlich BO, Schiltz N, Champagne BJ, Reynolds HL Jr, Stein SL, et al. The effect of transversus abdominis plane blocks on postoperative pain in laparoscopiccolorectal surgery: a prospective, randomized, double-blind trial. Dis Colon Rectum [Internet]. 2014;57(11):1290 - 7. Available from: http://www. ncbi. nlm. nih. gov/pubmed/25285696.

[66] Favuzza J, Brady K, Delaney CP. Transversus abdominis plane blocks and enhanced recovery pathways: making the 23-h hospital stay a realistic goal after laparoscopic colorectal surgery. Surg Endosc [Internet]. 2013;27(7):2481 - 6. Available from: http://www. ncbi. nlm. nih. gov/pubmed/23355160.

[67] Hudcova J, McNicol E, QuahC, Lau J, Carr DB. Patient controlled opioid analgesia versus conventional opioid analgesia for postop-erative pain. Cochrane Database Syst Rev [Internet]. 2006; Oct 18 (4):CD003348. Available from: http://www. ncbi. nlm. nih. gov/ pubmed/17054167.

[68] Chen JY, Ko TL, Wen YR, Wu SC, Chou YH, Yien HW, et al. Opioid-sparing effects of ketorolac and its correlation with the recovery of postoperative bowel function in colorectal surgery patients: a prospective randomized double-blinded study. Clin J Pain [Internet]. 2009;25(6):485 - 9. Available from: http://www. ncbi. nlm. nih. gov/ pubmed/19542795.

[69] Schlachta CM, Burpee SE, Fernandez C, Chan B, Mamazza J, Poulin EC. Optimizing recovery after laparoscopic colon surgery (ORAL-CS): effect of intravenous ketorolac on length of hospital stay. Surg Endosc [Internet]. 2007;21 (12):2212 - 9. Available from: http://www. ncbi. nlm. nih. gov/pubmed/17440782.

[70] Hakkarainen TW, SteeleSR, BastaworousA, Dellinger EP, Farrokhi E, Farjah F, et al. Nonsteroidal anti-inflammatory drugs and the risk for anastomotic failure: a report from Washington State's surgical care and outcomes assessment program (SCOAP). JAMA Surg [Internet]. 2015;150(3):223 - 8. Available from: http://www. ncbi. nlm. nih. gov/pubmed/25607250.

[71] Paulasir S, Kaoutzanis C, Welch KB, Vandewarker JF, Krapohl G, Lampman RM, et al. Nonsteroidal anti-inflammatory drugs: do they increase the risk of anastomotic leaks following colorectal opera-tions? Dis Colon Rectum [Internet]. 2015;58(9):870 - 7. Available from: http://www. ncbi. nlm. nih. gov/pubmed/26252849.

[72] Toms L, McQuay HJ, Derry S, Moore RA. Single dose oral paracetamol (acetaminophen) for postoperative pain in adults. Cochrane Database Syst Rev [Internet]. 2008; Oct 8; (4):CD004602. Available from: http://www. ncbi. nlm. nih. gov/pubmed/18843665.

[73] Gaskell H, Derry S, Moore RA, McQuay HJ. Single dose oral oxycodone and oxycodone plus paracetamol (acetaminophen) for acute postoperative pain in adults. Cochrane Database Syst Rev [Internet]. 2009; Jul 8; (3): CD002763. Available from:http://www. ncbi. nlm. nih. gov/pubmed/19588335.

[74] Ong CK, Seymour RA, Lirk P, Merry AF. Combining paracetamol (acetaminophen) with nonsteroidal antiinflammatory drugs: a qual-itative systematic review of analgesic efficacy for acute postopera-tive pain. Anesth Analg [Internet]. 2010;110(4):1170 - 9. Available from: http://www. ncbi. nlm. nih. gov/pubmed/20142348.

[75] Lewis SJ, Andersen HK, Thomas S. Early enteral nutrition within 24 h of intestinal surgery versus later commencement of feeding: a systematic review and meta-analysis. J Gastrointest Surg [Internet]. 2009;13(3):569 - 75. Available from: http://www. ncbi. nlm. nih. gov/ pubmed/18629592.

[76] Zhuang CL, Ye XZ, Zhang CJ, Dong QT, Chen BC, Yu Z. Early versus traditional postoperative oral feeding inpatients undergoing elective colorectal surgery: a meta-analysis of randomized clini-cal trials. Dig Surg [Internet]. 2013;30(3):225 - 32. Available from: http://www. ncbi. nlm. nih. gov/pubmed/23838894.

[77] Asao T, Kuwano H, Nakamura J, Morinaga N, Hirayama I, Ide M. Gum chewing enhances early recovery from postoperative ileus after laparoscopic colectomy. J Am Coll Surg [Internet]. 2002;195(1):30 - 2. Available from: http://www. ncbi. nlm. nih. gov/ pubmed/12113542.

[78] Chan MK, Law WL. Use of chewing gum in reducing postoperative ileus after elective colorectal resection: a systematic review. Dis Colon Rectum [Internet]. 2007;50(12):2149 - 57. Available from: http://www. ncbi. nlm. nih. gov/pubmed/17710495.

[79] Keller D, Stein SL. Facilitating return of bowel function after colorectal surgery: alvimopan and gum chewing. Clin

Colon Rectal Surg [Internet]. 2013;26(3):186 - 90. Available from: http://www. ncbi. nlm. nih. gov/pubmed/24436673.

[80] Wald HL, Ma A, Bratzler DW, Kramer AM. Indwelling urinary catheter use in the postoperative period: analysis of the national surgical infection prevention project data. Arch Surg [Internet]. 2008;143(6):551 - 7. Available from: http://www. ncbi. nlm. nih. gov/ pubmed/18559747.

[81] Hendren S. Urinary catheter management. Clin Colon Rectal Surg [Internet]. 2013;26(3):178 - 81. Available from: http://www. ncbi. nlm. nih. gov/pubmed/24436671.

[82] Benoist S, Panis Y, Denet C, Mauvais F, Mariani P, Valleur P. Optimal duration of urinary drainage after rectal resection: a ran-domized controlled trial. Surgery [Internet]. 1999;125(2):135 - 41. Available from: http://www. ncbi. nlm. nih. gov/pubmed/10026745.

[83] do Nascimento Junior P, Modolo NS, Andrade S, Guimaraes MM, Braz LG, El Dib R. Incentive spirometry for prevention of postoperative pulmonary complications in upper abdominal surgery. Cochrane Database Syst Rev [Internet]. 2014;2:CD006058. Available from: http://www. ncbi. nlm. nih. gov/pubmed/24510642.

[84] Lawrence VA, Cornell JE, Smetana GW, American College of P. Strategies to reduce postoperative pulmonary complica-tions after noncardiothoracic surgery: systematic review for the American College of Physicians. Ann Intern Med [Internet]. 2006;144(8):596 - 608. Available from: http://www. ncbi. nlm. nih. gov/pubmed/16618957

[85] Smart NJ, White P, Allison AS, Ockrim JB, Kennedy RH, Francis NK. Deviation and failure of enhanced recovery after surgery following laparoscopiccolorectal surgery: early prediction model. Color Dis [Internet]. 2012;14(10): e727 - 34. Available from: http://www. ncbi. nlm. nih. gov/pubmed/22594524.

2 患者的选择和一般注意事项

建议和技巧

1. 由单孔经验丰富的外科医生进行 SILS 手术时，已有数据支持其在不同患者群体中的安全性和可行性。

2. 在 SILS 经验较少时，建议首选未接受过腹部手术、BMI 较低的患者，并避免在有大块肿瘤或炎症性疾病病史的患者中开展。

3. 外科医生在选择进行单孔腹腔镜手术的时候，必须如实地评估自己的能力和经验。

4. 不要为了做单孔手术而牺牲其他更优的手术方式。

5. 特殊人群，如患有炎症性肠病和肥胖患者，可能面临外科以外的问题，需要做好评估和治疗的准备。

6. 在重度肥胖患者和有炎症性疾病的患者中，直接的腹腔镜手术可能存在技术挑战；单孔手术方法可能加剧技术挑战，但在操作者有丰富单孔经验的前提下，这些手术还是可以安全地完成。

7. SILS 的手术操作原则和技巧与其他的手术原则和技巧类似。

背景介绍

腹腔镜手术相较于开放手术的优势已被广泛认可，可以减少发病率、更快康复、更轻的疼痛，以及减少住院时间，使得患者和医生均受益。COST 和 CLASICC Ⅰ、Ⅱ临床研究证明了腹腔镜手术与开放手术在结直肠恶性肿瘤方面的根治性效果方面的等效性[1,2]，这同时也为单孔腹腔镜手术（SILS）铺平了道路，推进其成为更为微创手术的自然演进，最终达到"无痕手术"。

尽管目前没有高水平证据证明 SILS 在手术上优于传统的多孔腹腔镜手术，但存在许多理论上的好处。单孔手术的支持者提出的潜在好处包括较少的疼痛、更快的肠功能恢复、更低的疝发生率、较少的感染和更少的炎症反应[3]。反对者则对该单孔手术表示担忧，包括增加手术时间、增加并发症率、根治效果不确定性以及成本增加而并没有让患者获得实质性好处。尽管如此，即使已证明 SILS 在患者预后方面没有比传统开放手术获得额外的益处，单孔手术仍然是一个更有吸引力的选择，因为它通过减少腹壁切口数量和长度来改善美容效果。当然，单孔手术开展的前提是权衡其安全性、可行性和有效性。当然，对于支持者来说，近年来有许多报告证实了 SILS 手术在单孔经验丰富的外科医生开展的安全性和可行性，即使在复杂的手术中也是如此。反对者则指出上述的"经验"和"专业"定义缺乏具体指标，而在医生经验较少和患者状况不佳的情况下采用这种技术将导致不良后果的发生率更高。

在腹腔镜手术中，视野的正确暴露、操作三角和合适的牵拉是基本操作原则，这些原则在单孔与多孔腹腔镜手术中并无差别。SILS 相较于传统腹腔镜手术中实现上述操作原则显然更具挑战性，因为通过一个小的单切口平行于操作镜头和线性的腔镜器械，会限制外科医生的手术操作范围。使用可弯器械可以克服这一问题，但是也依赖于掌握其使用的学习曲线。考虑到这些额外的挑战，正确的患者选择显然对 SILS 的成功应用至关重要。尽管存在这些固有的困难，但熟练掌握单孔技术并开展相应的手术可以为某些特定患者提供益处并改善预后。

一般注意事项

患者的选择

选择合适的患者在单孔腹腔镜手术的开展中至关重要。外科医生的信心、能力和单孔经验是正确选择患者的首要考虑因素，不仅包括对 SILS 方法的熟练掌握，还包括对特定手术的熟悉程度。随着手术的复杂性增加，与单孔手术相关的挑战也相应增加。外科医生在决定谁适合接受 SILS 时，必须如实考虑到自己的手术经验和能力再进行选择。

外科医生已有的腹腔镜手术能力可能是最重要的因素之一。在掌握传统的多孔腹腔镜手术的外科医生中，SILS 的学习曲线可能相当小，通常不超过 40 例[4,5]。然而，关于 SILS 学习曲线的数据远不如传统腹腔镜检查的数据丰富和可靠，而且到目前为止，已知的数据太少，无法提出任何正式的认证标准。对于任何正在考虑开展 SILS 手术的外科医生来说，强大的腹腔镜手术技能必须是一个先决条件。

患者因素在决定开展 SILS 手术方面也起着重要作用。对既往未做过手术的体型偏瘦的患者进行回盲肠切除术或右半结肠切除术，显然比对患有溃疡性结肠炎和多次腹部手术的肥胖患者以及需要储袋重建的全结肠切除术更简单。肿瘤体积大、直肠肿瘤位置低、炎症性肠病患者、存在内瘘、肥胖和腹部手术史均增加了手术的复杂性，在确定适当的外科手术方式时应谨慎考虑这些因素。

总体而言，外科医生在使用 SILS 方法时早期选择低 BMI、无腹部手术史、患有良性疾病或体积较小的肿瘤的患者是明智的。尽量避免选择先前接受手术的患者，因为在开展 SILS 本身可能使手术时间变长的情况下，也可能由于腹部粘连会更为耗时，同时也存在更高的肠壁损伤的潜在风险。随着外科医生在 SILS 中获得更多经验，越来越多的证据表明该技术可以安全地应用于不同疾病和不同的患者人群[6-16]（表 2 - 1）。

表 2 - 1 SILS 方法可行性的一些研究									
研究	设计	入组患者（例）	是否包括炎症性肠病患者	BMI（kg/m²）	多孔转换率（%）	开腹转换率（%）	中位手术时间（分钟）	住院天数（天）	并发症率（%）	死亡率（%）
Champagne et al.	Prospective Case Control	165	是	27	11	2.4	135	4.3	26.1	0.6
Geisler et al.	Prospective Case Series	102	是	26	17.6	1	99	5.9	38	1
Miller et al.	Prospective Case Series	31	是	26.5	3.2	9.6	164	5.7	22.6	0
Moftah et al.	Prospective Case Series	33	是	21.3	0	15	120	6	39	0
Olson et al.	Retrospective Case Control	20	是	24.8	0	10	218	7.9	40	0
Rieger et al.	Prospective Case Series	7	否	24.3	0	0	89	5.4	0	0
Rijcken et al.	Retrospective Case Control	20	是	21.5	0	5	137.4	9	20	0
Rizzuto et al.	Prospective Case Series	488	是	29	0.6	0.2	103	5	0.6	0

表 2-1（续）

研究	设计	入组患者（例）	是否包括炎症性肠病患者	BMI（kg/m²）	多孔转换率（%）	开腹转换率（%）	中位手术时间（分钟）	住院天数（天）	并发症率（%）	死亡率（%）
Ross et al.	Prospective Case Series	39	是	25.6	7.7	5.1	120	4.4	7.7	0
Vestweber et al.	Prospective Case Series	329	是	26.3	3.4	6.1	154	8	18.3	0.3

需要强调的是，这项技术仍处于相对早期阶段。因此，目前大部分数据都是回顾性或前瞻性收集的队列研究，外科医生在选择患者开展 SILS 时，无疑存在显著的选择性偏倚。由于大多数纳入的患者 BMI 较低，没有较大的肿瘤，也没有炎症性疾病，手术由经验丰富的外科医生执行，因此这些数据可能不具有普适性。

适应证

尽管 SILS 只使用一个切口，整个手术过程都通过这个切口进行，而传统腹腔镜手术使用多个切口，但微创手术的基本原则仍然相同：充分暴露、张力、操作三角以及安全的操作。主要的差异包括为视野暴露的特定设备和器械、人体工程学的差异，以及开展 SILS 的器械交叉。但是，所有类型的结直肠手术都可以通过 SILS 安全有效地开展，从造口到全直肠结肠切除和回肠造瘘，回肠肛管吻合[8,11,12]。尽管反对者可能声称 SILS 是一种"噱头"，但事实是 SILS 已成为许多外科医生首选的术式。

术前准备

无论使用何种手术方法，每位患者都应接受全面的病史询问和体格检查，以及风险分层，以确定发生并发症和死亡的风险（表 2-2）。此外，接受重大腹部手术的患者通常应进行完整的血常规、生化和肿瘤指标（对于恶性病例）检验。对于恶性患者，需进一步完善影像学和内镜及病理检测，进行临床分期。术者应对肿瘤位置不太确定的患者进行术前或术中定位。虽然仍存在争议，但作者更倾向于对所有结直肠切除术患者进行口服抗生素的机械性肠准备。围手术期应根据适当的外科护理改进项目（SCIP）指南给予所有患者静脉抗生素。手术过程中，确保适当的血糖控制、正常体温以及给予适当的氧疗[13]。

表 2-2   修订后的心脏风险指数

危险因素
1. 高危手术类型（腹腔内、胸腔内或腹股沟上血管手术）
2. 缺血性心脏病
3. 充血性心力衰竭
4. 脑血管疾病病史
5. 糖尿病胰岛素治疗
6. 术前血清肌酐＞2.0 mg/dl

风险分级（每个危险因素评分 1 分）	主要心脏并发症发生率*
Class Ⅰ（0 points）	0.5%
Class Ⅱ（1 point）	1.3%
Class Ⅲ（2 points）	3.6%
Class Ⅳ（≥ 3 points）	9.1%

*主要心脏并发症包括心肌梗死、肺水肿、心室颤动或原发性心脏骤停和完全性心脏传导阻滞。

摘自参考文献 47

这些研究提供了单孔腔腹腔镜手术方法的可行性证据[6-16]。

患者选择的考量

所有适合腹腔镜手术的患者在合适的情况下都可能被视为单孔腹腔镜手术（SILS）的潜在适应证。虽然对 SILS 没有确切的禁忌证，但在决定适当的手术方法时，外科医生应仔细考虑每位患者和具体手术情况。特定的三类患者群体需要特别关注和考虑：肥胖患者、患有炎症性肠病的患者以及结直肠癌患者。

SILS 和肥胖的关系

肥胖，尤其是腹部肥胖，明显增加了任何腹腔镜手术的难度（图 2‑1）。虽然肥胖对传统腹腔镜手术结果的影响仍在积极研究中，但有明确的证据表明，传统的多孔腹腔镜手术在肥胖患者中是安全和可行的，其结果与非肥胖患者相似，特别是与开放手术相比[14-23]。SILS 在这一人群中无疑比传统的多孔腹腔镜手术技术上更具挑战性，加大了手术难度。腹部高脂肪含量使手术平面的正确识别更加困难，阻碍了正确的外科视野暴露（图 2‑2）。因此，目前关于 SILS 可行性的文献很大一部分集中在非肥胖患者上[3,7-10]。两个独立的系统性回顾显示文献中纳入患者的平均 BMI 分别为 25.5 kg/m² 和 25.8 kg/m²[24,25]。

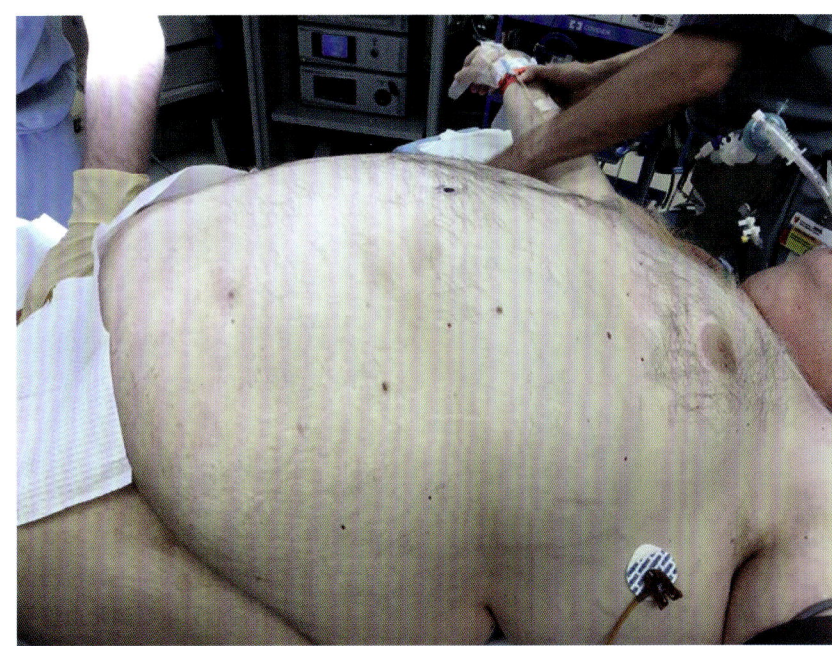

图 2‑1　肥胖患者增加了单孔手术开展的难度和挑战

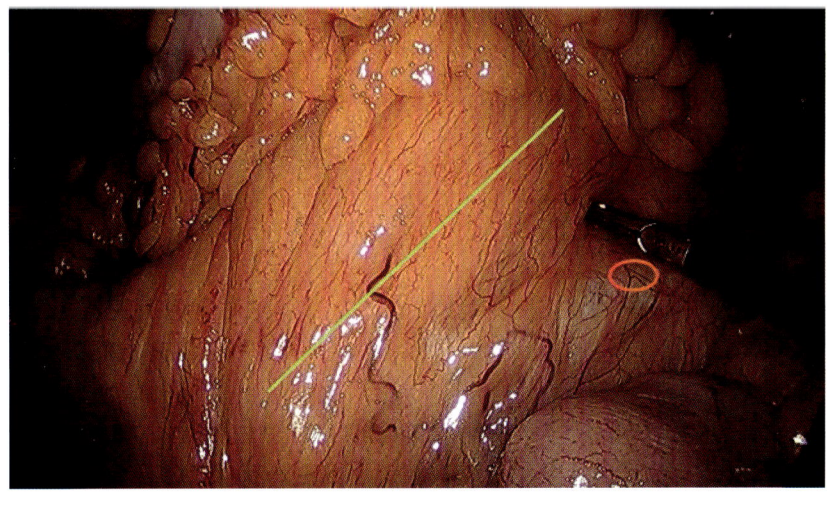

图 2‑2　乙状结肠系膜脂肪肥厚，直线代表肠系膜下血管，圆圈代表骶骨岬

　　然而，关于肥胖患者接受单孔腹腔镜结肠切除术的短期结果，虽然已经有一些发表的数据，但是这些研究都基于小样本患者，结论方面还存在不同。在某些研究中，内脏肥胖与手术时间延长、出血增加，并成为转开放手术的主要因素[26,27]。相反，其他研究发现在肥胖患者中，多孔和单孔手术方法在转换率、手术时间、失血量、肠功能恢复时间、住院时间以及重新手术和再入院率方面没有差异[15,28]。这种对比更可能突显了开展 SILS 的外科医生的经验和专业知识的差异。

　　关键考虑因素包括遵循所有微创手术的简单原则：视野暴露、解剖层次的准确辨认、合理的手术操作和正确的手术步骤。在建立腹腔镜的情况下，肥胖患者经常会遇到的一个主要问题是手术开始时的操作区域视野的缺乏（图 2 - 3）。为确保充分视野暴露，可以将大网膜翻转到上腹部，将手术台旋转到合理倾斜角度以促使肠道按照重力作用"翻转"到操作区域以外，避免干扰手术操作和损伤（图 2 - 4）。

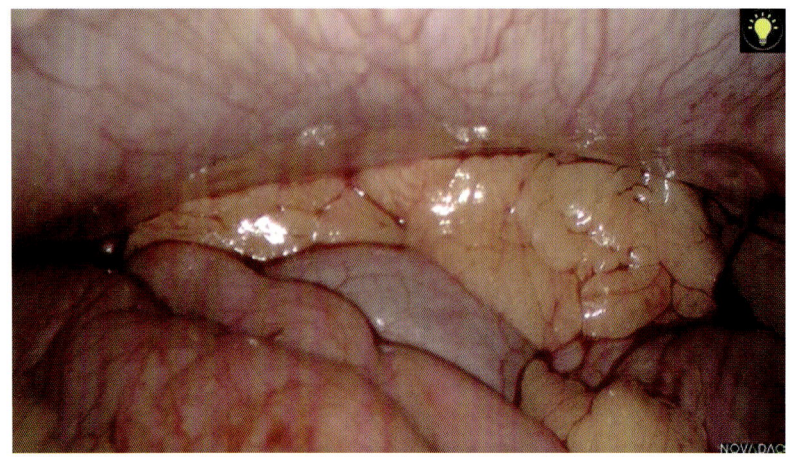

图 2 - 3　肥胖患者操作层面识别困难

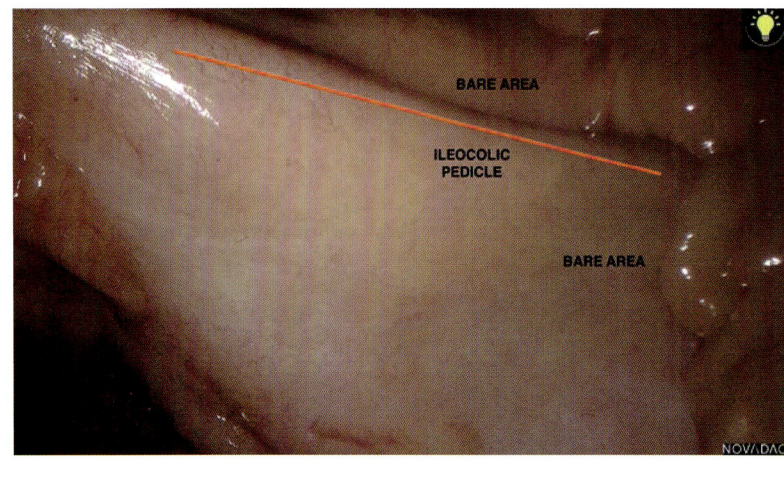

图 2 - 4　一位 400 磅的右半结肠癌患者的回结肠血管向右上牵拉回结肠血管蒂后可以看到无血管平面的可裸化区域

　　尽管肥胖会增加单孔手术开展的技术挑战，但有经验的外科医生明确指出在这一患者群体中可以安全开展 SILS。目前的研究数据比较局限，需要更高水平和更高级别的循证研究，以更明确地证明在肥胖人群中的可行性，然后才能提出更普遍适应证。

SILS 和炎症性肠病

　　炎症性肠病（IBD）患者是单孔手术操作的另一个具有挑战性的群体，特别是对于患有克罗恩病、溃疡性结肠炎和结肠憩室炎的患者。严重的炎症、瘢痕、扭曲的层面、瘘管、脓肿和感染并发症都使得在这些患者中应用微创技术变得极具挑战性（图 2 - 5）。

　　另一个需要考虑的方面是，相较于 IBD 患者，微创技术在对麻醉需求和缩短住院时间方面的优势可能不太显著[29,30]。因此，对于这些问题，SILS 不太可能比传统腹腔镜手术更具有优势。

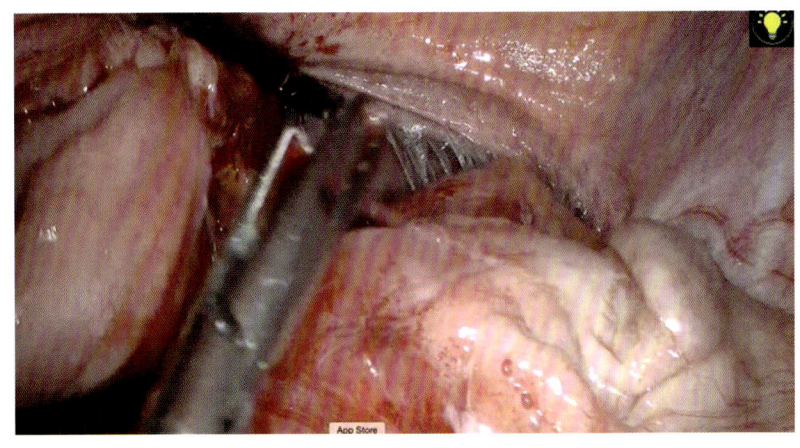

图 2 - 5　克罗恩病患者腹腔内粘连

尽管如此，SILS 有保留标准腹腔镜手术的优势，同时通过减少切口的长度来改善整体外观。这一点在年轻的 IBD 患者中可能更为明显，手术瘢痕对他们的心理影响较大。作者认为，理想的 SILS 候选者是一名年轻的 IBD 患者，可能需要行回肠盲肠切除术，手术的大部分限制在一个或两个腹部象限[24]。此外，炎症性肠病包括一系列临床表现，患有蜂窝性或瘘管形成疾病的患者与那些表现为纤维化的患者面临着完全不同的挑战[24]。

　　尽管已有设计良好的大型多中心研究证明由经验丰富的腹腔镜外科医生执行 SILS 是可行的，但在这些研究系列中，只有少数患者是 IBD。然而，也有一些小样本的系列研究显示 SILS 可以安全地应用于患有 IBD 的患者，其结果与传统腹腔镜手术相似，手术时间、转开放手术率、并发症或短期临床结果均无差异，即使在复杂和反复发作的疾病中也是如此[6,13,14,31]。此外，对局限在单个部位的 IBD 患者，当 IBD 的炎症控制稳定时，也可以经单孔切口外安全地进行腹外操作（图 2 - 6a，b）[24]。

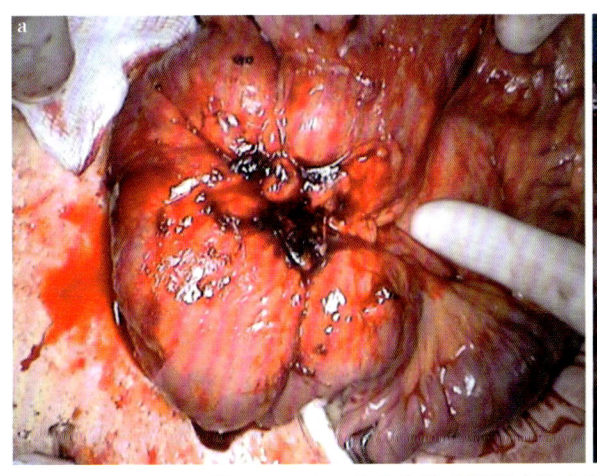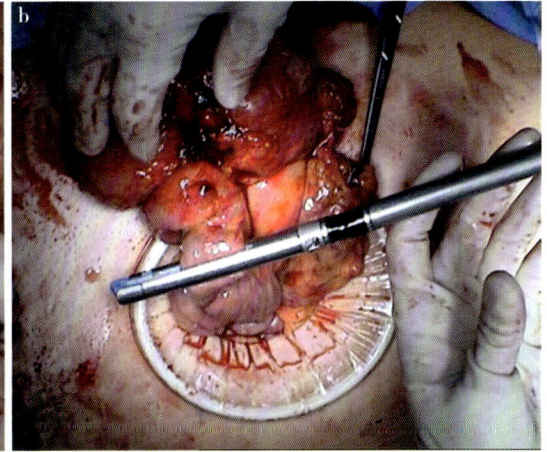

图 2 - 6　(a) 在患有炎症性肠病的患者中，带有肠系膜脓肿的腹外部分
　　　　　(b) 在患有炎症性肠病的患者中，腹外切除患病肠段

憩室病

　　患有复杂的肠道憩室疾病患者与 IBD 患者一样，手术对外科医生也是严峻的挑战。患者通常全身情况不佳，可能先前接受过手术治疗，可能无法耐受长时间的手术。炎症、瘢痕和脓肿的存在使得微创手术变得困难。两项大型回顾性研究表明，即使在合并穿孔和先前手术的情况下，SILS 乙状结肠切除术对于憩室病的治疗是有效安全的。手术时间、开放手术转化的比率、吻合口漏率和疝发生率与传统腹腔镜手术相似[15][16]。虽然不是强制性的，但使用输尿管支架，特别是荧光支架，有助于在存在脓肿和大量炎症或手术经验不足的情况下更容易识别输尿管（见视频 2 - 1）。

SILS 和恶性肿瘤

对于结直肠恶性肿瘤，COST 和 CLASICC 试验已证实传统多孔腔镜切除与开放切除在肿瘤学上的等效性。尽管腹腔镜手术已广泛应用，但 SILS 在结直肠癌中，肿瘤学根治性疗效仍需证实。然而，无论采用何种手术方法（SILS vs. 多孔腔镜 vs. 开放），都要执行符合传统肿瘤学根治的手术原则。关于 SILS 结直肠癌根治术的可行性研究已经开展并发表了许多的文献，其中以结肠切除术为主，直肠癌的比例相对较少[3,26,32-41]。应该指出的是，目前的数据存在选择性的偏倚。根据目前的大量的集中在右半结肠切除术的研究数据支持 SILS 在右半结肠癌手术的应用，其手术时间、转换率、死亡/并发症率以及在标本质控和淋巴结检出方面与多孔腔镜手术相比具有相似的效果[42,43]（表 2 - 3）。

对于左半结肠和直肠恶性肿瘤的手术，技术挑战明显高于右半结肠。左半结肠需要多象限的处理、腹腔内吻合以及通常更为复杂的视野暴露，使得在左半结肠中开展 SILS 变得更具挑战性。有关单孔切除左半结肠和直肠恶性肿瘤根治术的数据更有限，但已有的数据提示直肠癌的 SILS 存在手术时间较长、造瘘率较高的问题[44]。一些小规模、随机的试验对比了单孔结直肠癌根治术与传统腹腔镜的结果，包括了左半结肠和直肠恶性肿瘤。尽管样本量小，但这些随机对照临床研究提示在手术结果和肿瘤学根治方面与多孔腹腔镜手术相当[45,46]。

表 2 - 3   SILS 在结直肠癌根治术的应用的相关研究

研究	设计	入组病例数	多孔转换率	开腹中转率	手术时间(min)	失血量(mL)	平均淋巴结清扫数目(个)	住院天数(天)	并发症发生率	死亡率
Waters et al.	回顾性对照	100	2%	4%	105	105	18	4	13%	1%
Chew et al.	回顾性对照	144	3%	9%	170	80	21	5.7	4.9%	0%

结　　论

综合当前的 SILS 文献，对于特定的患者由经验丰富的外科医生开展 SILS 是安全的。但是对于如何定义"特定患者"尚无统一的标准，而外科医生的经验可能是关键因素。目前大部分数据是回顾性的临床研究，存在偏倚，需要进行大规模的随机对照试验以提供临床的应用证明的更高级别的临床循证证据。尽管如此，可用的数据似乎支持在多样化的患者群体中开展 SILS 的安全性和可行性。

在经验不足的条件下，外科医生最好首先选择没有腹部手术史、低 BMI、肿瘤体积小和非炎症性肠病的患者，因为这些因素无疑会影响手术的难度。最好首先选择熟悉的相对简单的手术，如右半结肠切除术或回盲肠部分切除术。然而，随着对 SILS 的技术和技能加强，它可以安全地应用于几乎任何符合传统微创手术适应证的患者[48]。

最后，外科医生必须对自己的经验、技能和对特定手术的熟悉程度进行真实评估，评估面前的患者，并选择最适合每个单独病例的方法。最重要的是，外科医生不应该为了开展某种特定的外科手术方法而牺牲其他正确的手术操作。

〔贾森·宾厄姆及斯科特·R. 斯蒂尔〕

参考文献

［1］ Clinical Outcomes of Surgical Therapy Study Group，Nelson H，Sargent DJ，Wieand HS，Fleshman J，Anvari M，Stryker SJ，Beart RW Jr，HellingerM，Flanagan R Jr，Peters W，Ota D. A comparison of laparoscopically assisted and open colectomy for colon cancer. NEnglJ Med［Internet］. 2004［cited 2014 May 8］；350(20)：2050 - 9. Available from：http：//www. ncbi. nlm. nih. gov/pubmed/15141043.

［2］ Green BL，Marshall HC，Collinson F，Quirke P，Guillou P，Jayne DG，et al. Long-term follow-up of the Medical Re-search CouncilCLASICC trial of conventional versus laparoscopically assisted resection in colorectal cancer. Br J Surg ［Internet］. 2013［cited 2014 Mar 22］；100（1）：75 - 82. Available from：http：//www. ncbi. nlm. nih. gov/pubmed/ 23132548.

［3］ Bucher P，Pugin F，Morel P. Single port access laparoscopic right hemicolectomy. Int J Colorectal Dis［Internet］. 2008［cited 2015 Sep 14］；23（10）：1013 - 6. Available from：http：//www. ncbi. nlm. nih. gov/pubmed/18607608.

［4］ Haas EM，Nieto J，RagupathiM，et al. Critical appraisal of learning curve for single incision laparoscopic right colec-tomy. SurgEndosc 2013；27：4499 - 503.

［5］ Hopping JR，Bardakcioglu O. Single-port laparoscopic right hemi-colectomy：the learning curve. JSLS［Internet］ 2013；17（2）：194 - 7. Available from：http：//www. pubmedcentral. nih. gov/articlerender. fcgi？artid = 3771784&tool = pmcentrez&rendertype = abstract.

［6］ Rijcken E，Mennigen R，Argyris I，Senninger N，Bruewer M. Single-incision laparoscopic surgery for ileocolic resec-tion in Crohn's disease. Dis Colon Rectum［Internet］. 2012［cited 2015 Sep 12］；55（2）：140 - 6. Available from：ht-tp：//www. ncbi. nlm. nih. gov/pubmed/22228156.

［7］ Geisler D，Garrett T. Single incision laparoscopic colorectal surgery：a single surgeon experience of 102 consecutive cases. Tech Coloproctol［Internet］. 2011［cited 2015 Sep 16］；15（4）：397 - 401. Available from：http：//www. ncbi. nlm. nih. gov/pubmed/21887555.

［8］ MillerS，Causey MW，DamleA，Maykel J，SteeleS. Single-incision laparoscopic colectomy：training the next genera-tion. Surg Endosc［Internet］. 2013［cited 2015 Sep 16］；27（5）：1784 - 90. Available from：http：//www. ncbi. nlm. nih. gov/pubmed/23389059.

［9］ Remzi FH，Kirat HT，Geisler DP. Laparoscopic single-port colec-tomy for sigmoid cancer. Tech Coloproctol［Inter-net］. 2010［cited 2015 Sep 16］；14（3）：253 - 5. Available from：http：//www. ncbi. nlm. nih. gov/pubmed/19953288.

［10］ Rieger NA，Lam FF. Single-incision laparoscopically assisted colectomy using standard laparoscopic instrumentation. Surg Endosc［Internet］. 2010［cited 2015 Sep 16］；24（4）：888 - 90. Available from：http：//www. ncbi. nlm. nih. gov/pubmed/19760335.

［11］ Ross H，Steele S，Whiteford M，Lee S，Albert M，Mutch M，et al. Early multi-institution experience with single-incision laparoscopic colectomy. Dis Colon Rectum［Internet］. 2011［cited 2015 Sep 16］；54（2）：187 - 92. Available from：http：//www. ncbi. nlm. nih. gov/ pubmed/21228667.

［12］ Champagne BJ，Papaconstantinou HT，Parmar SS，Nagle DA，Young-Fadok TM，Lee EC，et al. Single-incision versus stan-dard multiport laparoscopic colectomy：a multicenter，case-controlled comparison. Ann Surg［Internet］. 2012［cited 2015 Sep 11］；255（1）：66 - 9. Available from：http：//www. ncbi. nlm. nih. gov/ pubmed/22104563.

［13］ Moftah M，Nazour F，Cunningham M，Cahill RA. Single port lapa-roscopic surgery for patients with complex and recurrent Crohn's disease. J Crohn's Colitis［Internet］. European Crohn's and Colitis Organisation. 2014；8（9）：1055 - 61. Available from：http：//dx. doi. org/10. 1016/j. crohns. 2014. 02. 003.

［14］ Olson CH，Bedros N，Hakiman H，Araghizadeh FY. Single-site lap-aroscopic surgery for inflammatory bowel dis-ease. JSLS［Internet］2014［cited 2015 Sep 12］；18（2）：258 - 64. Available from：http：// www. pubmedcentral. nih. gov/articlerender. fcgi？artid = 4035637&to ol = pmcentrez & rendertype = abstract.

［15］ Rizzuto A，Lacamera U，Ulrich F，Sacco R. Single incision lapa-roscopic resection for diverticulitis. Int J Surg［In-ternet］. Elsevier Ltd；2015；19：11 - 4. Available from：http：//dx. doi. org/10. 1016/j. ijsu. 2015. 05. 012.

［16］ Vestweber B，Vestweber K-H，Paul C，Rink AD. Single-port laparoscopic resection for diverticular disease：experi-ences with more than 300 consecutive patients. Surg Endosc［Internet］. 2015；30：50. Available from：http：//link. springer. com/10. 1007/ s00464 - 015 - 4160 - 7.

［17］ Nguyen HML，Causey MW，Steele SR，Maykel JA. Single-port laparoscopic diverting sigmoid colostomy. Dis Colon Rectum［Internet］. 2011［cited 2015 Sep 25］；54（12）：1585 - 8. Available from：http：//www. ncbi. nlm. nih. gov/ pubmed/22067189.

［18］ Qadan M，Akça O，Mahid SS，Hornung CA，Polk HC. Perioperative supplemental oxygen therapy and surgical site infection： a meta-analysis of randomized controlled trials． Arch Surg ［Internet］． 2009 ［cited 2015 Sep 25］；144(4)： 359－66． discussion 366－7． Available from： http：//www． ncbi． nlm． nih． gov/pubmed/19380650．

［19］ Makino T，Trencheva K，Shukla PJ，et al． The influence of obesity on short-and long-term outcomes after laparo-scopic surgery for colon cancer： a case-matched study of 152 patients． Surgery． 2014；156：661－8．

［20］ Cai Y，Zhou Y，Li Z，et al． Surgical outcome of laparoscopic colectomy for colorectal cancer in obese patients： a comparative study with open colectomy． Oncol Lett． 2013；6：1057－62．

［21］ Poulsen M，Ovesen H． Is laparoscopic colorectal cancer surgery in obese patients associated with an increased risk? Short-term results from a single center study of 425 patients． J Gastrointest Surg． 2012；16：1554－8．

［22］ Krane M． K． ，Allaix M． E． ，Zoccali M． ，et al． Does morbid obesity change outcomes after laparoscopic surgery for inflammatory bowel disease? review of 626 consecutive cases． Journal of the American College of Surgeons． 2013； 216(5)：986－996．

［23］ Hardiman K，Chang ET，DiggsBS，et al． -Laparoscopic colectomy reduces morbidity and mortality in obese pa-tients． Surg Endosc． 2013；27：2907－10．

［24］ Fung AKY，Aly EH． Systematic review of single-incision laparo-scopiccolonic surgery． Br J Surg． 2012；99：1353－64．

［25］ Makino T，Milsom JW，Lee SW． Feasibility and safety of single-incision laparoscopic colectomy： a systematic re-view． Ann Surg ［Internet］． 2012 ［cited 2015 Sep 16］；255(4)：667－76． Available from： http://www． ncbi． nlm． nih． gov/pubmed/22258065．

［26］ Chen WT-L，Chang S-C，Chiang H-C，Lo W-Y，Jeng L-B，Wu C，et al． Single-incision laparoscopic versus conven-tional laparoscopic right hemicolectomy： a comparison of short-term surgical results． Surg Endosc ［Internet］． 2011 ［cited 2014 May 25］；25(6)：1887－92． Available from： http://www． ncbi． nlm． nih． gov/pubmed/21359907．

［27］ Keller DS，Ibarra S，Flores-Gonzalez JR，Ponte OM，Madhoun N，Pickron TB，et al． Outcomes for singleincision laparoscopic colectomy surgery in obese patients： A case-matched study． Surg Endosc． 2016；30：739－44．

［28］ Aytac E，Turina M，Gorgun E，Stocchi L，Remzi FH，Costedio MM． Single-port laparoscopic colorectal resections in obese patients are as safe and effective as conventional laparoscopy． Surg Endosc ［Internet］． 2014 ［cited 2015 Sep 16］；28(10)：2884－9． Available from： http://www． ncbi． nlm． nih． gov/pubmed/24853841．

［29］ Milsom JW，Hammerhofer KA，B? hm B，Marcello P，Elson P，Fazio VW． Prospective，randomized trial compa-ring laparoscopic vs． conventional surgery for refractory ileocolic Crohn's disease． Dis Colon Rectum ［Internet］． 2001 ［cited 2015 Sep 11］；44(1)：1－8． discussion 8－9． Available from： http://www． ncbi． nlm． nih． gov/ pubmed/ 11805557．

［30］ Maartense S，Dunker MS，Slors JFM，Cuesta MA，Pierik EGJM，GoumaDJ，et al． Laparoscopic-assisted versus open ileocolic resection for Crohn's disease： a randomized trial． Ann Surg ［Internet］． 2006 ［cited 2015 Aug 25］；243 (2)：143－9． discussion 150－3． Available from： http://www． pubmedcentral． nih． gov/articlerender． fcgi? artid= 1448907&tool=pmcentrez&rendertype=abstract．

［31］ Gash KJ，Goede AC，Kaldowski B，Vestweber B，Dixon AR． Single incision laparoscopic (SILS) restorative procto-colectomy with ileal pouch-analanastomosis． Surg Endosc ［Internet］． 2011 ［cited 2015 Sep 12］；25(12)：3877－80． Available from： http://www． ncbi． nlm． nih． gov/pubmed/21761270．

［32］ Boni L，Dionigi G，Cassinotti E，Di Giuseppe M，Diurni M，Rausei S，et al． Single incision laparoscopic right colec-tomy． Surg Endosc ［Internet］． 2010 ［cited 2015 Sep 14］；24(12)：3233－6． Available from： http://www． ncbi． nlm． nih． gov/pubmed/20464415．

［33］ Keshava A，Mackenzie S，Al-Kubati W． Single-port laparoscopic right colonic resection． ANZ J Surg ［Internet］． 2010 ［cited 2015 Sep 14］；80(1－2)：30－2． Available from： http://www． ncbi． nlm． nih． gov/pubmed/20575877．

［34］ O'Connor DJ，Feinberg E，Jang J，Vemulapalli P，Camacho D． Single-incision laparoscopic-assisted right colon re-section for cancer． JSLS ［Internet］． 2010 ［cited 2015 Sep 14］；14(4)：558－60． Available from： http://www． pubmedcentral． nih． gov/articlerender． fcgi? artid=3083049&tool=pmcentrez&rendertype=abstract．

［35］ Ramos-Valadez DI，Patel CB，Ragupathi M，Bartley Pickron T，Haas EM． Single-incision laparoscopic right hemi-colectomy： safety and feasibility in a series of consecutive cases． Surg Endosc ［Internet］． 2010 ［cited 2015 Sep 14］；

24(10):2613 – 6. Available from: http://www. ncbi. nlm. nih. gov/pubmed/20364353.

[36] Adair J, Gromski MA, Lim RB, Nagle D. Single-incision laparo-scopic right colectomy: experience with 17 consecutive cases and comparison with multiport laparoscopic right colectomy. Dis Colon Rectum [Internet]. 2010 [cited 2015 Sep 14];53(11):1549 – 54. Available from: http://www. ncbi. nlm. nih. gov/pubmed/20940605.

[37] Lim YK, Ng KH, Eu KW. Single site laparoscopic right hemi-colectomy: an oncological feasible option. World J Surg Oncol [Internet]. 2010 [cited 2015 Sep 14];8:79. Available from: http:// www. pubmedcentral. nih. gov/articlerender. fcgi? artid = 2945348&to ol = pmcentrez&rendertype = abstract.

[38] Pietrasanta D, Romano N, Prosperi V, Lorenzetti L, Basili G, Goletti O. Single-incision laparoscopic right colectomy for cancer: a single-centre preliminary experience. Updates Surg [Internet]. 2010 [cited 2015 Sep 14];62(2): 111 – 5. Available from: http://www. ncbi. nlm. nih. gov/pubmed/20872107.

[39] Waters JA, Guzman MJ, Fajardo AD, Selzer DJ, Wiebke EA, Robb BW, et al. Single-port laparoscopic right hemi-colectomy: a safe alternative to conventional laparoscopy. Dis Colon Rectum [Internet]. 2010 [cited 2015 Sep 14]; 53(11):1467 – 72. Available from: http://www. ncbi. nlm. nih. gov/pubmed/20940593.

[40] Wong MTC, Ng KH, Ho KS, Eu KW. Single-incision laparo-scopic surgery for right hemicolectomy: our initial experience with 10 cases. Tech Coloproctol [Internet]. 2010 [cited 2015 Sep 14];14(3):225 – 8. Available from: http://www. ncbi. nlm. nih. gov/ pubmed/20589521.

[41] Papaconstantinou HT, Sharp N, Thomas JS. Single-incision lapa-roscopic right colectomy: a case-matched comparison with stan-dard laparoscopic and hand-assisted laparoscopic techniques. JAm Coll Surg [Internet]. 2011 [cited 2015 Sep 14];213(1):72 –. 80 ; discussion 80 – 2. Available from: http://www. ncbi. nlm. nih. gov/ pubmed/ 21420878.

[42] Waters JA, Rapp BM, Guzman MJ, Jester AL, Selzer DJ, Robb BW, et al. Single-port laparoscopic right hemico-lectomy: the first 100 resections. Dis Colon Rectum [Internet]. 2012 [cited 2015 Sep 14];55(2):134 – 9. Available from: http://www. ncbi. nlm. nih. gov/ pubmed/22228155.

[43] Chew M-H, Chang M-H, Tan W-S, Wong MT-C, Tang C-L. Conventional laparoscopic versus single-incision lapa-roscopic right hemicolectomy: a case cohort comparison of short-term out-comes in 144 consecutive cases. Surg Endosc [Internet]2013[cited 2015 Sep 14];27(2):471 – 7. Available from: http://www. ncbi. nlm. nih. gov/pubmed/ 22806522.

[44] Bulut O, Nielsen CB, Jespersen N. Single-port access lapa-roscopic surgery for rectal cancer: initial experience with 10 cases. Dis Colon Rectum [Internet]. 2011 [cited 2015 Sep 14];54(7):803 – 9. Available from: http://www. ncbi. nlm. nih. gov/ pubmed/21654246.

[45] Huscher CG, Mingoli A, SgarziniG, MereuA, Binda B, BrachiniG, et al. Standard laparoscopic versus single-incision laparoscopic colectomy for cancer: early results of a randomized prospective studyAm J Surg [Internet]. 2012 [cited 2015 Sep 14];204(1):115 – 20. Available from: http://www. ncbi. nlm. nih. gov/pubmed/22178484.

[46] Poon JTC, Cheung C-W, Fan JKM, Lo OSH, Law W-L. Single-incision versus conventional laparoscopic colectomy for colonic neoplasm: a randomized, controlled trial. Surg Endosc [Internet]. 2012 [cited 2015 Sep 14];26(10): 2729 – 34. Available from: http:// www. ncbi. nlm. nih. gov/pubmed/22538676.

[47] Lee TH, et al. Derivation and prospective validation of a simple index for prediction of cardiac risk of major noncardi-ac surgery. Circulation. 1999;100(10):1043 – 9.

3　手术室配置、设备器械和患者体位

技巧和窍门

1. 大型腹腔镜手术套间，悬挂在天花板上的高清显示器、悬挂臂和气腹设备，手术室的人体工程学的优化。
2. 将设备集中在一个悬挂臂上有助于减少设备和电缆的混乱，使外科团队能够自由移动。
3. 灵活的可弯的摄像头可将外科助手的手和摄像头的缆线远离主刀医生。
4. 分腿和截石位允许外科医生自由在患者周围活动，以适应特定的手术。
5. 通过使用合适的单孔 port、错位长度可变的器械/镜头，可以避免器械的碰撞。
6. 还原操作三角的技能[49]。

引　言

腹腔镜手术在良恶性结直肠疾病的手术中取得了广泛认可[1-18]。相较于开放手术，腹腔镜结肠切除术具有明显的优势，包括较短的住院时间、减少术后疼痛、降低伤口并发症和更好的美容效果[1-19]。单孔腹腔镜手术（SILS）是对传统腹腔镜手术的进一步优化，通过单一切口实现多通道手术和标本取出，减少了切口数量、疼痛和改善美容效果[20-41]。

使用腹腔镜进行手术对人体工程学，对视野、解剖、操作三角和牵拉技能等方面提出技术挑战。通过单孔腹腔镜开展手术，增加以上的技术难度。因此，手术室配置、设备器械和患者体位对成功完成单孔腹腔镜结直肠手术至关重要。

本章描述了本单位成功开展腹腔镜结直肠收到的方法和经验总结。使用其他器械和方法，它们可能同样或更适合其他外科医生[35]。我们欢迎进行经验的增补和修订，以适应其他单位和医院配置。此外，我们相信，随着时间、外科医生经验积累、患者情况以及新技术和设备的更新迭代，最佳选择可能会发生变化。

手术室配置

手术室的理想配置应高效有序，使得整个外科团队能够提高工作效率，确保在 SILS 手术成功开展。手术室必须足够大，能够容纳所需的设备，并能够调整患者的体位，以便外科团队能够自由活动。如果手术室设计允许，理想的设置是将气腹设备、录像设备、电源等集成在单个吊臂上，以增强机动性，使外科团队能够在患者周围自由移动[1]。统一放置设备还有助于电缆整齐配置。电源线应该朝床头方向，以避免需要移动时发生缠绕。最理想的情况是将二氧化碳气腹管道引入手术室；当然，如果必须使用单独的气瓶，那么手术室里需要备用气瓶，以避免更换气瓶时的繁琐程序[1]。显示屏的大小和位置很重要，必须对外科医生和其他操作人员都可见。吊顶安装的显示器可以按照外科医师的手术要求自由移动。在理想情况下，扶镜手应该位于外科医生的对面；然而，对于右半结肠切除和脾曲解剖，外科医生和助手位于同一侧。外科医生和器械台通常位于床脚的患者右侧。通常，主显示器放置在与结肠切除相同一侧的患者的髋部（例如，左半结肠切除的显示器位于患者的左侧，外科医生位于患者的右侧）。

次要显示器放置在对侧，主要用于助手或外科医生站在患者双腿之间时使用[2]。

　　图 3-1 为大多数腹腔镜结直肠手术的理想手术室设置。手术室设置应允许外科医生和助手沿着手术路径自如移动，以提高人体工程学和时间效率。

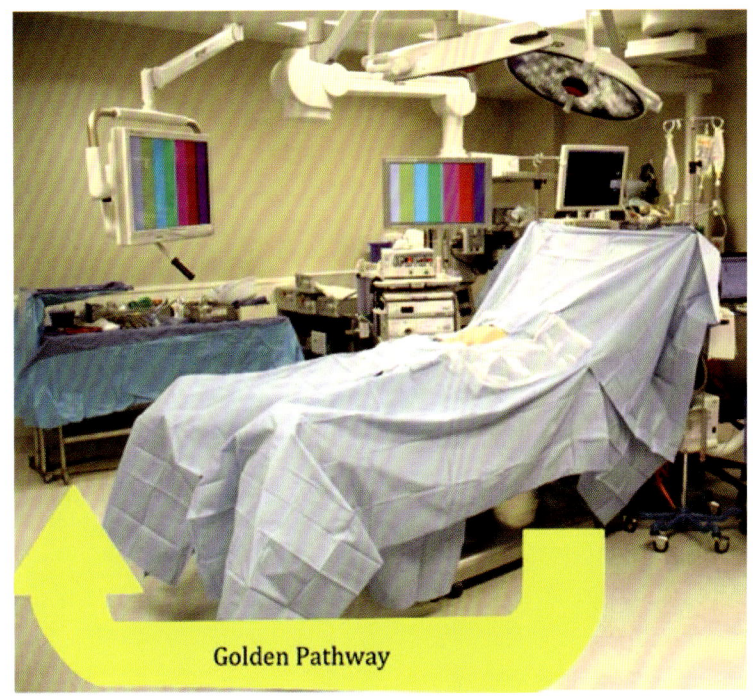

图 3-1　腹腔镜结直肠手术的理想手术室配置（保持如下所示的黄色路径有助于外科医生和助手在患者身体周围自由移动）

设　备

　　SILS 结直肠手术的配置需求与标准腹腔镜手术类似，成功完成 SILS 结直肠手术依赖于一些标准化的外科工具的使用，以帮助外科医生克服在狭小空间中进行平行轴器械操作所带来的挑战。手术医生可根据个人喜好选择多种腹腔镜缝合设备和 SILS 访问平台。然而，SILS 结直肠手术的单孔多通道可能影响人体工程学，并在视野、层面解剖、操作三角和牵拉方面带来技术挑战。我们的经验表明，成功完成 SILS 结直肠手术取决于几种标准化的外科器械，有助于医生克服在狭小空间中进行共线器械操作所带来的挑战。在这一部分，我们将重点关注我们认为对于 SILS 结直肠手术而言是必需的器械和设备[2]。

　　在 SILS 中，视野的挑战在于使用单个切口作为镜头和操作器械在同一通道时获得的轴向视图［图 3-2（a-c）］。使用交叉和加长镜头可以改善视觉效果（图 3-2b）。选择合适的镜头可帮助克服这一障碍并提供侧面视图，包括可弯曲或刚性 30°或 45° 5 mm 或 10 mm 摄像机，并可能添加直角适配器（镜头的直径将取决于使用的单孔 port 的孔径）（图 3-2d）。在我们的经验中，我们更喜欢使用高清晰度、可弯曲的 5 mm 镜头（ENDOEYE，奥林巴斯医疗）。这种镜头允许精确调整视角以获得最佳视野，提供足够的空间并减少仪器之间的碰撞，并避免主刀医生的手和镜头"打架"。根据所使用的 port，使用 5 mm 镜头可为 10 mm 进口提供空间以方便使用 Endo-GIA（一种线性切割器械）。使用硬镜 30°或 45°摄像头也可以完成手术，但是难度有所增加，建议使用长为 45 cm 的加长版镜头，将扶镜手与主刀医生手的距离进一步拉开，以避免外部碰撞。如果更喜欢或只有硬镜可用，我们建议使用带有直线线缆的镜头以避免"打架"[35]。镜头的视觉效果如图 3-2 所示。

　　在 SILS 手术中，器械和手在 port 周围的拥挤与碰撞让主刀和助手操作非常难过。为了尽量避免"打

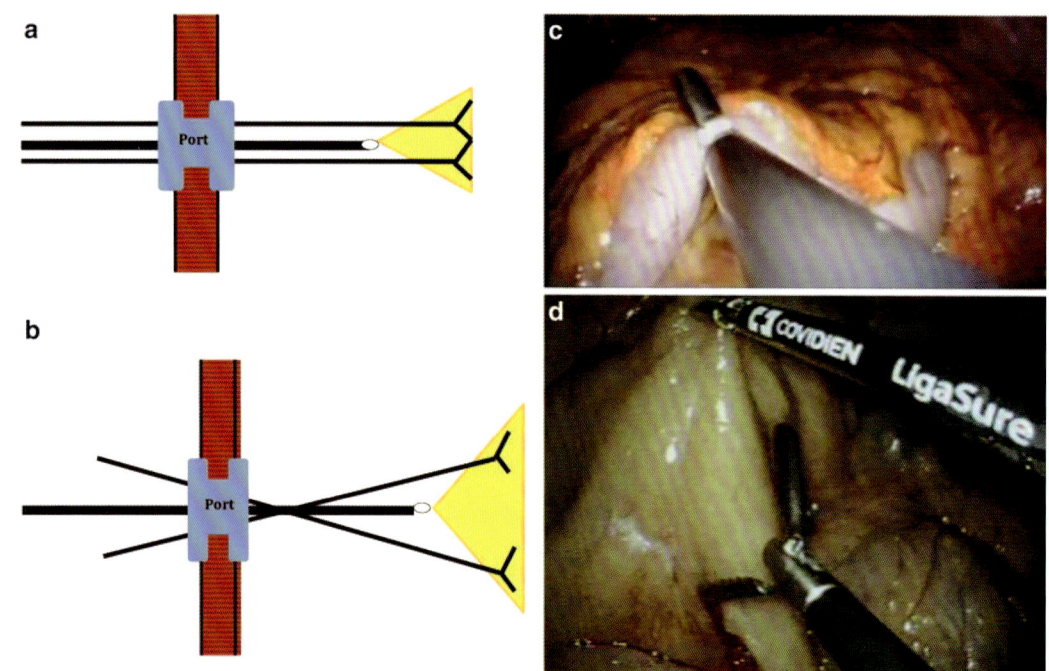

图 3‑2　镜头的选择。(a) 使用传统腹腔镜的 0°标准长度镜头。碰撞和拥挤是不可避免的。通过轴上视图和平行轴操作，视野狭小。(b) 使用交叉技术的 0°加长长度镜头，可最大化视野，减少镜头和器械的"打架"。(c) 术中轴上视图显示视野差。(d) 使用头部可弯曲镜头的术中视图显示侧面视图，可增强视野效果[35]

架"，可以采取一些措施，首先是使用比较低开口的 port，并错开 port 内不同 Trocar 的高度以减少"打架"（图 3‑4）。

　　为增加手术操作空间，外科医生可以将器械的手柄反转 90°或 180°，避免与摄像头发生碰撞（图 3‑3a）。加长版的肠夹（45 cm 轴比传统 34 cm 轴更长）可能特别有助于减少外部碰撞并用于弧形区域的解剖（图 3‑5）[37,38]。通过使用单个加长的肠夹，可以获得额外的操作三角，并在外科医生的右手和左手之间提供更多的外部空间[39]。

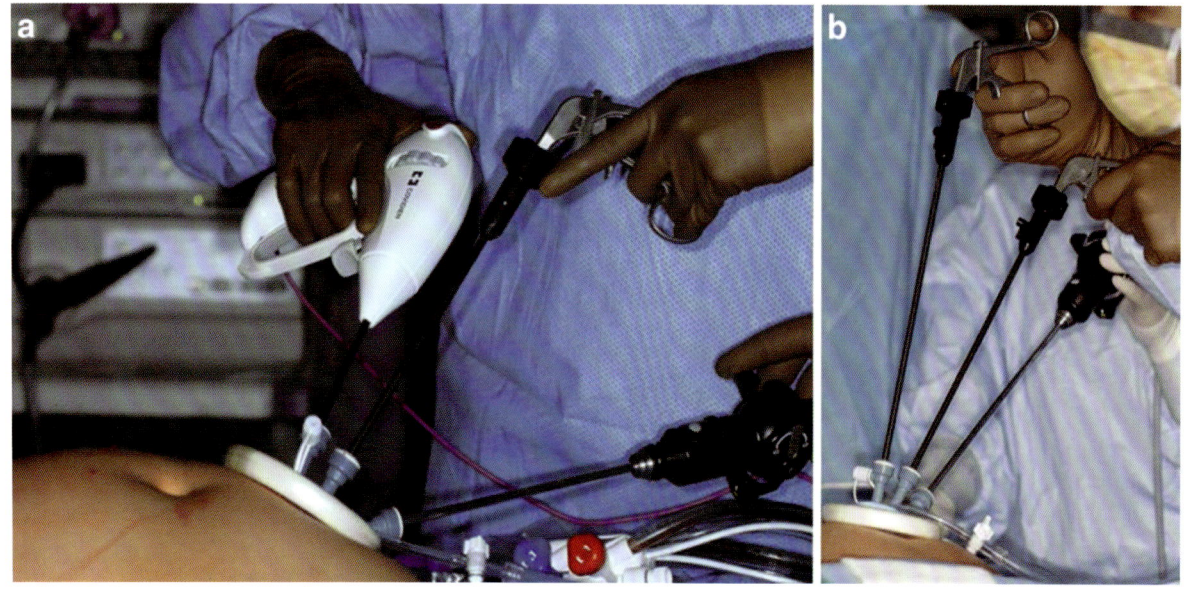

图 3‑3　使用可弯镜头可使助手的手远离外科医生的操作器械，减少"打架"。Port 可以旋转 90°以进一步调整手术的操作范围（b）。加长的镜头进一步将扶镜手的位置远离主刀医生，最大限度优化主刀医生的操作空间

通常可以通过将器械简单重新插入不同的Trocar 位置（如果使用固定的单一平台）或旋转 port 来避免使用加长的器械，以接近解剖区域[37,40]。

腹腔镜手术强调使用操作三角，通过单独的切口置入镜头和器械，以实现最佳的视野和牵拉。早期 SILS 可能会发生器械和镜头的技术困难，缺乏操作三角，产生筷子效应或"器械打架"[37]。SILS 的支持者引入了一种交叉技术，其中器械在进入腹腔时交叉，使得两个器械的工作端不会彼此干扰，并改善牵拉并最终实现最佳视野操作（图 3 - 2）[37]。SILS 可以使用的其他解剖技术包括避免从左到右牵拉，而有利于上下或进出牵拉和反牵拉。

关节器械已被开发作为标准腹腔镜器械的替代品[37-39]。使用两个铰接器械最初是为了恢复操作三角。铰接器械通常会牺牲力的传导、维持回缩的能力和触觉反馈[37]。对这些工具的依赖也增加了额外财务成本。此外，使用两个铰接器械在技术上可能存在一定的困难。这可以通过使用一个铰接器械和一个直器械来克服。我们尚未发现铰接器械可以为 SILS 结肠切除术增加价值或成功克服一些人体工程学和技术挑战。

使用体外缝线和磁力回缩来恢复操作三角[19,37]。这对于骨盆狭窄、需要全直肠系膜切除的患者或子宫遮挡盆腔视野的女性患者非常有用[37,41]。专用牵开器，如 10 mm Endo Retract（Covidien）或 Snowden-Pencer® 腹腔镜铰接牵开器（CareFusion）可用于获取更佳的视野[14]。经直肠通过助手的手指、吻合器或肠镜也可以帮助恢复盆腔的视野、张力和解剖[37]。

血管离断也有多种选择，例如 Harmonic 超声刀（Ethicon Endo-Surgery）、Enseal（Ethicon Endo-Surgery）或 Ligasure™（Covidien），这些都在 SILS 手术中应用良好，使用情况很大程度上取决于外科医生的偏好。根据我们的经验，我

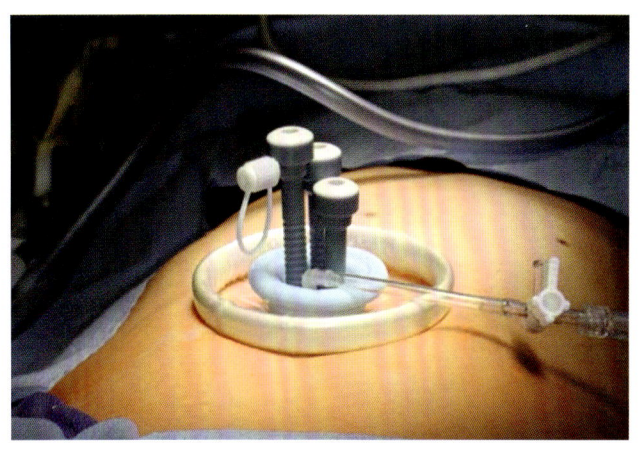

图 3 - 4 低开口的 port 可以错开 Trocar 高度，以最大化单孔腹腔镜手术的人体工程学效果。我们通常使用 SILS™（Covidien, Norwalk）多孔 port，其中包含三个高度错开的 5 mm Trocar，安装在中号 A-lexis 创面扩张器®（Applied Medical, Rancho Santa Margarita, CA）内

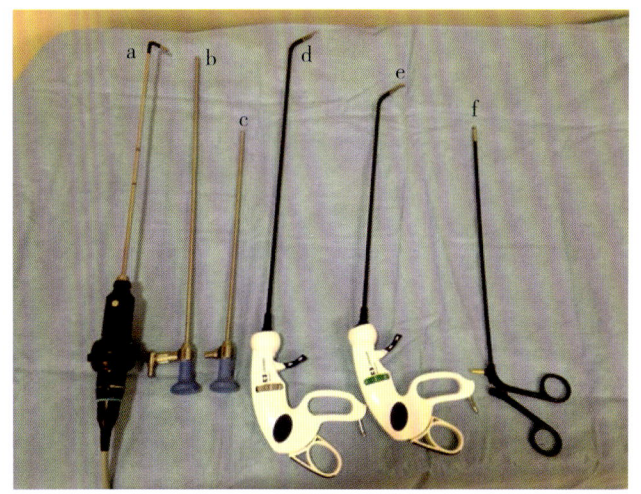

图 3 - 5 腹腔镜手术器械（a）带 90°弯曲的柔性可弯镜头（Olympus Surgical, Orangeburg, NY）；（b）30°加长硬镜（Stryker® Kalamazoo, MI）；（c）30°标准长度硬镜（Stryker® Kalamazoo, MI）；（d）加长可弯剪刀（Covidien, Norwalk, CT）；（e）标准长度可弯分离钳（Covidien, Norwalk, CT）；（f）标准长度肠钳（Mock Medical, Terril, IA）

们使用了这三种器械，发现如果正确使用械器，血管离断的效果没有差异。我们确实更喜欢 Enseal 或 Ligasure，因为这些仪器可以用来抓持，并在需要时进行钝性解剖。这些多用途器械无需反复进出不同的端口，可以有效提高效率并减少手术时间。

根据所选的接入设备，切口保护器可能会集成到 port（GelPort, Applied Medical, Rancho Santa Margarita, CA, USA）。如果使用其他 port，则应使用切口保护器，例如 Alexis 切口保护器（Applied Medical, Rancho Santa Margarita, CA, USA），在标本取出和体外吻合过程中保护切口。我们经常使用这种类型的牵开器，发现它对于保持小切口和有效取出手术标本非常有用。使用切口保护器时，请确

保不要将腹壁向下压得太紧，否则可能会发生坏死。

患者体位

患者最初仰卧在手术台上进行全麻诱导。我们通常在所有腹腔镜结直肠手术中留置胃管和导尿管。患者会阴的体位摆放非常重要，以便在必要时能够经肛门进行吻合[4]。

尽可能将手臂收起。如果由于身体习惯或需要静脉注射麻醉药物而必须将一只手臂放在手板上，则应选择结肠病变同侧的手臂，以便在需要时为助手提供足够的站位空间[4]。

最佳的患者体位可以最大限度地减少操作三角的缺失。应注意确保患者固定在手术台上，因为使用头高脚低位和将患者旋转以利用重力可以大大改善视野[14]。您的手术团队应制定保护患者安全的标准流程[20]。尼龙扣带和胶带可能很有效。我们建议术前对患者进行极限体位试验，这将使手术团队减轻对患者在手术过程中从手术台上跌落的担忧。

我们通常在所有结直肠手术中采用分腿位。这个位置允许外科医生站在患者两腿之间解剖，这对于全结肠切除术或脾曲游离特别有用[4]。此外，当外科医生和扶镜手在上腹部手术时，它可以使臀部和腿部保持在中立位置。腹腔镜结直肠切除术的常见替代体位包括仰卧位和截石位[4,7]。一旦患者就位，应小心地垫臀垫和腰垫并保护患者，减少体位伤害的风险。如果使用旋转床，应尽可能将患者放平，以降低血栓栓塞的风险。

结　　论

本章指出了改善 SILS 结直肠手术的人体工程学和提高手术成功率的术中技术。完成这些手术需要腹腔镜手术的专业知识。为了最大限度地减少 SILS 的困难，需要采取避免"打架"的技术。使用特定器械和腹腔镜操作技术有助于手术成功开展，包括使用交叉手法和旋转 port 和操作器械。使用之前所述的手术室配置、体位和器械应有助于外科医生成功实施 SILS 结直肠手术。

〔尼科尔·E. 夏普及哈里·T. 帕帕康斯坦丁努〕

参考文献

[1] Delaney CP，Neary PC，Heriot AG，Senagore AJ. Instrumentation and setup. In：Brown B，Seto J，editors. Operative techniques in laparoscopiccolorectal surgery. Philadelphia：Lippincott Williams & Wilkins；2007. p. 21 - 34.

[2] Delaney CP，Neary PC，Heriot AG，Senagore AJ. Key operative steps. In：Brown B，Seto J，editors. Operative techniques in lapa-roscopic colorectal surgery. Philadelphia：Lippincott Williams & Wilkins；2007. p. 37 - 58.

[3] Guller U，Jain N，Hervey S，et al. Laparoscopic vs open colectomy：outcomescomparison based on large nationwide databases. Arch Surg. 2003；138：1179 - 86.

[4] Clinical Outcomes of Surgical Therapy Study Group. A comparison oflaparoscopically assisted and open colectomy for colon cancer. N Engl J Med. 2004；350：2050 - 9.

[5] Delaney CP，Kiran RP，Senagore AJ，et al. Case-matched com-parison of clinicaland financial outcome after laparoscopic or open colorectal surgery. Ann Surg. 2003；238：67 - 72.

[6] Becattini C，Robdelli F，Vedovati MC，et al. Incidence of risk factors for venous thromboembolism after laparoscopic surgery for colorectal cancer. Haematologica. 2015；100(1)：e35 - 8.

[7] Lacy AM，Garcia-Valdecasas JC，Pique JM，et al. Short-term out-come analysisof a randomized study comparing laparoscopic vs open colectomy for colon cancer. Surg Endosc. 1995；9：1101 - 5.

[8] Lacy AM，Garcia-Valdecasas JC，Delgado S，et al. Laparoscopy-assistedcolectomy versus open colectomy for treatment of nonmet-astatic colon cancer：a randomized trial. Lancet. 2002；359：2224 - 9.

［9］ Kaiser AM，Kang JC，Chan LS，Vukasin P，Beart RW Jr. Laparoscopic-assistedvs open colectomy for colon cancer：a pro-spective randomized trial. J Laparoendosc Adv Surg Tech A. 2004;14;329 – 34.

［10］ Guillou PJ，Quirke P，Thorpe H，et al. MRC CLASICC trial group. Short-termendpoints of conventional versus laparoscopic-assisted surgery in patients with colorectal cancer（MRCCLASICC trial）：multicentre，randomised controlled trial. Lancet. 2005;365;1718 – 26.

［11］ Gao F，Cao YF，Chen LS. Meta-analysis of short-term outcomes afterlaparoscopic resection for rectal cancer. Int J Color Dis. 2006;21;652 – 6.

［12］ Fleshman J，Sargent DJ，Green E，et al. Clinical outcomes of surgical therapystudy group. Laparoscopic collection for cancer is not inferior to open surgery based on 5-year data from the COST study group trial. Ann Surg. 2007;246;655 – 62.

［13］ Bonjer HJ，Hop WC，Nelson H，et al. Transatlantic Laparoscopically assisted vsopen colectomy trial study group. Laparoscopically assisted vs open colectomy for colon cancer：a meta-analysis. Arch Surg. 2007;142;298 – 303.

［14］ Jayne DG，Guilou PJ，Thorpe H，et al. UK MRC CLASICC trial group. Randomized trial of laparoscopic-assisted resection of colorectal carcinoma：3-year results of the UK MRC CLASICC trial group. J Clin Oncol. 2007;25;3061 – 8.

［15］ Veldkamp R，Kuhry E，Hop WC，et al. Colon Cancer laparoscopic or openresection study group (COLOR). Laparoscopic surgery versus open surgery for colon cancer：short-term outcomes of a ran-domised trial. Lancet Oncol. 2005;6;477 – 82.

［16］ Delaney CP，Chang E，Senagore AJ，Broder M. Clinical outcomes and resourceutilization associated with laparoscopic and open colec-tomy using a large national database. Ann Surg. 2008;247;819 – 24.

［17］ Delaney CP，Marcello PW，Sonoda T，Wise P，Bauer J，Techner L. Gastrointestinal recovery after laparoscopic colectomy：results of a prospective，observational，multicenter study. Surg Endosc. 2010;24;653 – 61.

［18］ Jayne DG，Thorpe HC，Copeland J，Quirke P，Brown JM，Guillo PJ. Five-year follow-up of the Medical Research Council CLASICC trial of laparoscopically assisted versus open surgery for colorectal cancer. Br J Surg. 2010;97;1638 – 45.

［19］ Delaney CP，Brady K，Woconish D，Parmar SP，Champagne BJ. Towardsoptimizing perioperative colorectal care：outcomes for 1,000 consecutive laparoscopic colon procedures using enhanced recovery pathways. Am J Surg. 2012;203;353 – 5.

［20］ Keller DS，Haas EM. Single-incision laparoscopiccolon and rectal surgery. Clin Colon Rectal Surg. 2015;28;135 – 9.

［21］ VasilakisV，Clark CE，Liasis L，PapaconstantinouHT. Noncosmetic benefits ofsingle-incision laparoscopic sigmoid colectomy for diverticular disease：a case-matched comparison with multiport laparoscopic technique. J Surg Res. 2013;180;201 – 7.

［22］ Poon JT，Cheung CW，Fan JK，Lo OS，Law WL. Single-incision versusconventional laparoscopic colectomy for colonic neoplasm：a randomized，controlled trial. Surg Endosc. 2012;26;2729 – 34.

［23］ Chambers WM，Bicaok M，Lamparelli M，Dixon AR. Single incisionlaparoscopic surgery (SILS) in complex colorec tal surgery：a technique offering potential and not just Cosmesis. Color Dis. 2011;13;393 – 8.

［24］ Bulut O，Nielsen CB，Jespersen N. Single-port access laparoscopic surgery forrectal cancer：initial experience with 10 cases. Dis Colon Rectum. 2011;54;803 – 9.

［25］ MakinoT，Milsom JW，Lee SW. Single-incision laparoscopic surgeries forcolorectal disease：early experiences of a novel surgical method. Minim Invasive Surg. 2012;2012;783074. doi;10. 1155/2012/783074

［26］ Rieger NH，Lam FF. Single-incision laparoscopically assisted colectomy usingstandard laparoscopic instrumentation. Surg Endosc. 2010;24;888 – 90.

［27］ Makino T，Milsom JW，Lee SW. Feasibility and safety of single-incisionlaparoscopic colectomy-a systematic review. Ann Surg. 2012;255;667 – 76.

［28］ Livraghi L，Berselli M，Bianchi V，Latham L，Farassino L，Cocozza E. Glovetechnique in single-port access laparoscopic surgery：results of an initial experience. Minim Invasive Surg. 2012;2012;415430. doi;10. 1155/2012/415430. Epub 2012 Apr 5

[29] Ishida H, Okada N, Ishibashi K, Ohsawa T, Kumamoto K, Haga N. Single-incision laparoscopic-assisted surgery for colon cancer via a periumbilical approach using a surgical glove: initial experience with 9 cases. Int J Surg. 2011; 9:150 - 4.

[30] Morelli L, Guadagni S, Caprili G, Candio G, Boggi U, Mosca F. Robotic rightcolectomy using the da Vinci single-site® plat-form: case report. Int J Med Robotics Comput Assist Surg. 2013;9:158 - 61.

[31] Balaphas A, Hagen ME, Buchs NC, Pugin F, Volonte F, Inan I, Morel P. Roboticlaparoendoscopy single site surgery: a transdisci-plinary review. Int J Med Robot. 2013;9:1 - 11.

[32] Lim SW, Kim HR, Kim YJ. Single incision laparoscopic colectomy forcolorectal cancer: comparison with conventional laparoscopic colectomy. Ann Surg Treat Res. 2014;87:131 - 8.

[33] Papaconstantinou HT, Sharp N, Thomas JS. Single-incision laparo-scopic rightcolectomy: a case-matched comparison with standard laparoscopic and hand-assisted laparoscopic techniques. JAm Coll Surg. 2011;213:72 - 80.

[34] Vestweber B, Galetin T, Lammerting K, et al. Single-incision lapa-roscopic surgery: outcomes from 224 colonic resections performed at a single center using SILS. Surg Endosc. 2013;27:434 - 42.

[35] Fung AK, Aly EH. Systematic review of single-incision laparo-scopiccolonic surgery. Br J Surg. 2012;99:1353 - 64.

[36] Ramos-Valdez DI, Patel CB, Ragupathi M, Bokhari MB, Pickron TB, Haas EM. Single-incision laparoscopic colectomy: outcomes of an emerging minimally invasive technique. Int J Color Dis. 2011;26:761 - 7.

[37] Kim SJ, Choi BJ, Lee SC. Overview of single-port laparoscopic surgery forcolorectal cancers: past, present, and the future. World J Gastroenterol. 2014;20:997 - 1004.

[38] Romanelli JR, Earle B. Single-port laparoscopic surgery: an over-view. Surg Endosc. 2009;23:1419 - 27.

[39] Marks JH, Montenegro GA, Shields MG, Frenkel JL, Marks GJ. Single-port aparoscopic colorectal surgery shows equivalent or better outcomes to standard laparoscopic surgery: results of a 190-patient, 7-criterion case-match study. Surg Endosc. 2015;29:1492 - 9.

[40] Chew MH, Wong MT, Lim BY, Ng KH, Eu KW. Evaluation of current devices in single-incision laparoscopic colorectal surgery: a preliminary experience in 32 consecutive cases. World J Surg. 2011;35:873 - 80.

[41] Uematsu D, Akiyama G, MagishiA, Nakamura J, Hotta K. Single-access laparoscopy left and right hemicolectomy combined with extracorporeal magnetic retraction. Dis Colon Rectum. 2010;53:944 - 8.

4 单孔手术切口、port 放置、术中技术和标本取出的思考

引　言

在这里，我们介绍了各种手术切口和 port 放置的技术注意事项。除了考虑定位和切口外，我们还希望外科医生考虑镜头（1）、抓钳（2）和能量器械（3）的 SILS 1‑2‑3 理念。其中，用镜头进行最佳视野暴露是最重要的概念。镜头，聚焦于操作区域，而不是反复移动。然后，抓钳应抓取视野暴露最好的组织，并且保持稳定。同时，能量操作器械随操作区域移动，而左手抓钳和镜头机保持相对静止。

体　位

正确的患者体位是手术的关键步骤。正确的体位对于手术野的最佳暴露和保护患者在手术过程中免受医源性损伤是必要的。我们都遵循以下准则：

1. 插管后，腹部消毒，手术铺巾，然后进行超声引导下的 TAP 麻醉。

2. 对于右半结肠切除，取仰卧位或分腿位。对于其他手术，体位取改良截石位或分腿位，以方便内镜检查和腔内吻合。

3. 要垫住手臂，使用部分放置在躯干下方的手板来支撑手臂。然后，将手术巾包裹在手臂和手板上，将其塞在床垫下面。

（a）确保手板从肘部延伸到手部，以保护受力点。

（b）如果使用截石位，请在手和腿板之间放置隔离垫，以防止手和腿板之间接触。

4. 将上半身暖风机包裹置于乳头下方，并用布带缠绕三圈以固定。

5. 将 4 块铺巾放在腹部上，使手术区域呈正方形；如果您预计添加侧方戳孔位置，适当放宽。

6. 在手术部位铺上无菌手术单。将无菌手术单笔直向上拉，然后用手指压平，以确保其平放在腹部，没有气泡或皱纹。

7. 将无菌手术铺巾反向放置，用剪刀剪开手术单，将腿分开，然后将无菌腿套放在下层铺巾上。

8. 腿板上方的铺巾扎紧。

9. 连接腹腔镜镜头导线、气腹管和能源平台线，保持手术台上合适的长度。

10. 将 Bovie 和腹腔镜除雾装置朝向患者头部放置，固定到手术单上。

11. 所有其他线都塞进口袋，从下方引出，并在线下方放置一个夹子。

手术切口

对于右侧、横结肠、小肠切除术和无造口的全结肠切除术，单孔 port 通过脐部的约 2.5cm 切口放置。对于左半和直肠手术，通过 4 cm 切口放置单孔 port，可在脐部为镜头放置一个额外的 5 mm Trocar（SILS +1）。切口可以放置在脐部。

脐部切口

1. 肚脐正下方 2.5 cm 的皮肤切口。

2. 使用 15♯ 刀片手术刀打开。

3. 横向切口向下至筋膜。

4. 打开脐孔下方腹膜。

5. 松解局部腹腔粘连。

6. 放置单孔 port。

7. 将 Trocar 插入 GelPort。

8. 将 Trocar 放置在 port 上三角形标志的三个点。

9. 使用两个 10 mm Trocar 中的一个作为镜头管。

10. 将盖子固定在套筒上。

11. 将进气端口朝向患者头部，并将进气管连接到该端口，使排气口开放，以便在手术过程中根据需要排出烟雾。

12. 器械：两个腹腔镜抓钳、一个能量平台、30°腹腔镜镜头或可弯腹腔软镜。

脐孔 port 放置（图 4 - 1）

脐孔是放置 port 最常用的部位，非常适合回结肠、右半结肠、横结肠和全结肠切除术以及小肠切除术。该技术的关键是将脐从脐孔上离断，以使其充分暴露。

标记一个 2.5 cm 垂直切口位置——脐部 1 cm，脐下 1.5 cm。然后，提起标记两侧的皮肤，并用 15♯ 刀片手术刀切开皮肤。电刀游离皮下组织至腹腔。

经切口置入切口撑开器。在切口上部触诊脐孔根部，切开脐孔根部暴露脐环。抓住脐环的两侧，垂直打开筋膜，长度约为 4 cm。

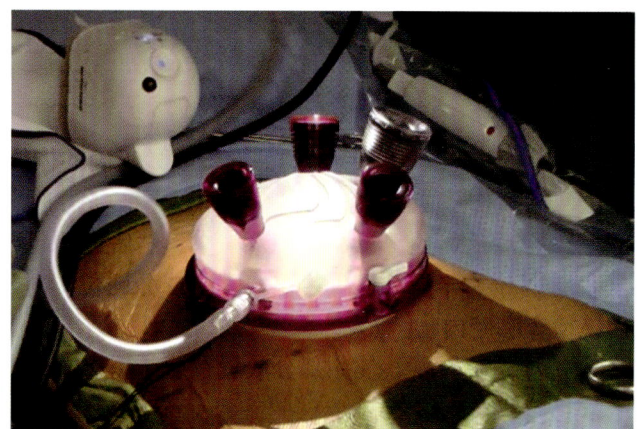

图 4 - 1 经脐单孔 port 放置

如果使用 GelPOINT 设备，插入 port 并向下拨至贴合腹壁。向腹部充气，插入 30°腹腔镜摄像头，观察腹腔。

单孔＋1（SILS＋1）（图 4 - 2）

1. 耻骨上方两个指宽处的 4 cm 切口。

2. 绕脐切口，确保每侧 2 cm。

3. 电刀游离皮下至筋膜。

4. 在侧端以略微上曲度切开筋膜。

5. 游离筋膜下皮瓣。

6. 经腹白线进入腹腔。

7. 放置 SILS 或 SILS port。

8. 将 Trocar 插入 GelPOINT（如果使用 SILS port 则不需要）。

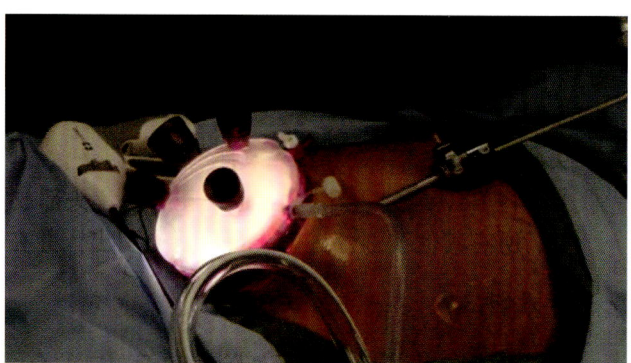

图 4 - 2 SILS＋1port 放置

9. 器械：两个腹腔镜抓钳、一个能源平台和 30°镜头。

10. 在直接观察下，在脐带上部做一个小穿刺切口，并为镜头放置一个 5 mm Trocar。

SILS＋1 切口

将 Pfannenstiel 切口与脐部单孔相结合，允许扩大视野并暴露脾曲，同时减少器械内部和外部碰撞。主要用于左侧结直肠手术，如乙状结肠、左半结肠、直肠和低位前切除术。

定位患者的耻骨，并在头侧 2 cm 处做一个标记。确认中线，做 4 cm 标记。用 15♯刀片切开皮肤，切开真皮和皮下组织。当切口游离至腹直肌筋膜时，切开筋膜，侧缘向上延伸，以免进入腹股沟管。然后，进入腹腔，将切口撑开器置入以进行暴露。结合使用钝器和锐性解剖，小心控制血管的出血。切开腹膜，长度约为 4 cm。

目前在美国有两个商用平台可供使用：Applied GelPOINT 和 Medtronic SILS port。如果使用 Applied GelPOINT 设备，插入 port 并将内环向下压至贴合腹壁。将海绵 port 置入腹腔，并将盖子盖在 GelPOINT 上。向腹腔充气，置入 30°腹腔镜镜头。在脐部切开一个切口，置入 5 mm Trocar 朝盆腔放置。镜头切换到脐部，探查腹腔。

造口部位切口

在预定造口部位作一个 2 cm 的圆形切口。切口皮肤，保留皮下脂肪。在腹直肌鞘上作一个纵向切口，暴露腹直肌。在切口的中点，横向延伸 1 cm，使筋膜切口呈"十"字形。使用止血钳将腹直肌撑开。用两个止血钳固定腹膜并切开。进行指检以确保进入腹腔。

1. 在预先标记的造口位置切开 2 cm 切口，游离脂肪层。
2. 腹直肌鞘纵向切口，暴露腹直肌。
3. "十"字形切口切开腹直肌后鞘。
4. 暴露腹膜。
5. 切开腹膜。
6. 放置单孔 port。
7. 将配套的 Trocar 孔置入 port。
8. 将 Trocar 放置在 port 上三角形标志的三个点。
9. 使用两个 10 mm Trocar 中的一个作为镜头管。
10. 将盖子固定在 port 上。
11. 将进气口朝向患者头部，并将进气管连接到该端口，出气口打开，以便在手术过程中根据需要排出烟雾。
12. 器械：两个腹腔镜抓钳、一个能量平台和 30°腹腔镜镜头。

〔黛博拉・S. 凯勒〕

5　技术层面的思考、可用的操作平台和人体工程学

技巧与窍门

1. 使用具有柔性尖端的腹腔镜镜头或在标准腹腔镜镜头上安装一个直角适配器，有助于减少助手与操作者之间的外部碰撞。

2. 熟练的扶镜手对于单孔腹腔镜手术（SILS）很有帮助，因为柔性尖端镜头的使用本身具有学习曲线。

3. 使用减肥长度的手术器械可以减少外科医生的手与助手镜头之间的碰撞。

4. 耐心至关重要——SILS 比多孔腹腔镜手术具有额外的人体工学要求，并需要额外的学习曲线。随着时间的推移和经验的积累，SILS 手术是可行的。

5. 市场上有多种商业平台可用于 SILS；外科医生可以根据患者情况、疾病变量和医生偏好选择平台。

6. 如果没有商业化的 SILS 平台可用，外科医生可以用无菌外科手套和标准腹腔镜 port 来制作一个合适的 port。

引　言

单孔腹腔镜手术（Single-incision laparoscopic surgery，SILS）有许多名称，包括单孔腹腔镜结肠切除术（single-incision laparoscopic colectomy，SILC），单端口通道（single port access，SPA），腹腔镜单点手术（laparoendoscopic single-site surgery，LESS）和经自然腔道内镜手术（natural orifice transluminal endo-scopic surgery，NOTES）。这个平台旨在将多孔腹腔镜手术推向经自然腔道内镜手术（NOTES），后者已引起了广泛关注，但在人类中仍然是实验性的[1,2]。SILS 的首次报告是在 1999年，当时成功进行了一次胆囊切除术；2008 年 Remzi 和 Bucher 首次应用于结直肠手术[3-5]。随着证据不断积累，显示 SILS 对于良性和恶性结直肠疾病都是安全可行的，其结果与传统腹腔镜手术相当[6-13]。SILS的独特优势包括由于手术切口数量减少、创伤低、围手术期疼痛小、切口部位并发症发生率低，以及良好的美容效果和患者满意度[13-18]。此外，必要时可以轻松地转换为多孔腹腔镜手术，仍保持微创手术（MIS）方法[17]。

人体工程学挑战

有支持证据，单孔腹腔镜平台（SILS）存在技术和人体工学挑战，这可能限制其广泛应用。理解这些挑战并如何克服它们对于在实践中成功应用 SILS 至关重要。像所有新技术一样，障碍可以通过经验和技巧克服。克服这些挑战需要额外的时间、成本和与多孔腹腔镜不同的技能发展，特别是在早期病例中[19-23]。由于单孔入口，整体运动自由度较低，手术团队的成员和器械在操作过程中比常规腹腔镜更接近[17]。这可能导致器械和摄像头在端口位置"拥挤"以及器械与操作者之间的外部碰撞[20]。此外，固定位置的近距离置入导管可能导致器械平行排列，限制手部运动自由度，并增加内部技术难度。

而且，与常规腹腔镜手术教授的三角形原则不同，SILS 的直线器械平行工作，导致工作 Port 与摄像头之间出现"斗剑"（碰撞）效应[24-26]。几种工具可以帮助克服这些障碍。首先外科医生可以通过手术积累经验，适应器械的并行排列，学会如何在腹腔内部交叉使用器械。外科医生还可以学习将器械错开放入 prot 装置，并交换手使用器械，以避免器械相撞。

除了经验之外，专业设备也能在 SILS 中提供优势。如 EndoEYE™（Olympus Medical，Center Valley，Pennsylvania，USA）的柔性腹腔镜镜头，具有可活动 100°尖端，可增加操作者和助手之间的空间，并能从任何固定角度全方位观察病变（图 5-1）。这可以减少外部碰撞，消除并行器械的碰撞，并减少在手术过程中外部移动镜头或从直线切换到弯曲镜头尖端的需求，以保持正面方向视角。如果没有柔性尖端镜头，带有内联摄像头的直角光线适配器也可以同样方式适应 SILS 病例的人体工学（图 5-2）。还建议使用后方电缆连接，以便在不干扰器械的情况下旋转镜头，进一步减少外部冲突。对于 SILS 手术，有经验的助手和扶镜手很有帮助，因为使用柔性尖端镜头有自己的学习曲线，随着经验的增长，例如适时将镜头拉回，可以帮助减少冲突并优化视觉效果。

为了解决单孔腹腔镜手术（SILS）中的内部"斗剑"（碰撞）问题，特别研制了弯曲的腹腔镜器械。虽然这些器械可以避免内部碰撞，但会增加外部碰撞，并且不能通过常规的 Trocar 解决，因此我们不推荐使用这些工具。有人推荐使用具有可绕器械轴线360°旋转的柔性尖端的关节器械，以增加运动自由度并克服直器械在 SILS 中缺乏操作三角的问题[27-29]。然而，这些工具的刚度和触觉反馈的丧失也增加了SILS 手术的技术难度；因此，我们不推荐在 SILS 手术中使用它们。我们认为，使用前述技巧的标准直腹腔镜器械对 SILS 最有效。直器械提供了刚性和触觉反馈，可使操作者均匀传递施加的力。器械通常宽度

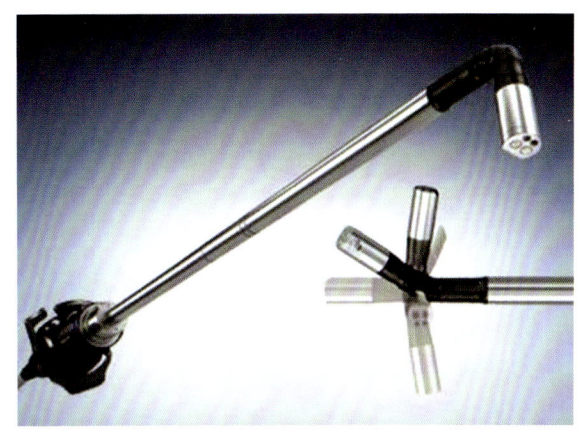

图 5-1　Olympus EndoEYE® Flex 3D Scope
（在线获取：http://medical.olympusamerica.com/products/laparoscopes/endoeye-flex-3d）

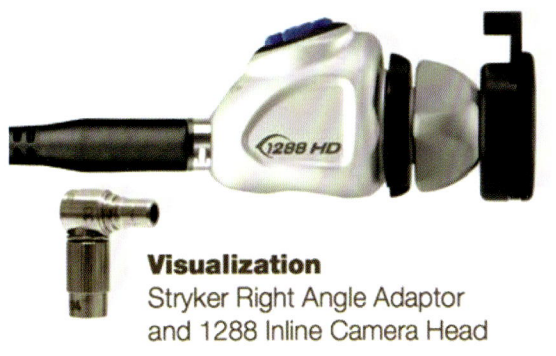

Visualization
Stryker Right Angle Adaptor
and 1288 Inline Camera Head

图 5-2　带有直角适配器的腹腔镜头示例
（来源：Stryker。在线获取：http://www.stryker.com/en-us/ GSDAMRetirement/index.htmstellent/groups/public/documents/web_content/126633.pdf）

为 5 mm，长度有标准（34~35 cm）和减肥/超长（44~45 cm）两种。超长/减肥长度的器械有助于错开 Port 长度，减少外科医生的手和助手镜头之间的外部碰撞。

鉴于 SILS 相较于常规腹腔镜手术在人体工学上的挑战和更高的技术难度，需要额外的学习曲线才能达到熟练[20,21,23,30]。有研究评估了在特定手术中，渡过这个学习曲线所需的病例数量。对于右半结肠切除术，具有高级腹腔镜技能的外科医生可以在 10 例病例后达到基线的手术时间和并发症率[31]。对于受过高级腹腔镜技术培训的外科医生的手术结果和手术时间的分析发现，他们在进行 40 例 SILS 右结肠切除术后达到了最佳[32]。将 SILS 的学习曲线与常规多孔腹腔镜手术的学习曲线进行头对头比较，使用手术时间的移动平均和累积和（CUSUM）分析右半结肠切除术，Park 等人发现 SILS 的学习阶段在31 例后完成，而多孔腹腔镜手术仅需要 25 例；CUSUM 分析表明，要达到无并发症性能的稳定状态，SILS 需要 10 例，而多孔手术只需 2 例[33]。Kim 等人使用类似的移动多维分析，风险调整，评估乙状结肠癌低位前切除术，发现达到熟练程度所需的病例数量（包括手术时间、住院时间和肿瘤学结果）为61~65 例[34]。虽然这些报告评估了经验丰富的腹腔镜外科医生的学习曲线，但近期研究表明，SILS 在

外科培训中安全可行，住院医生在适当的监督下能够安全地进行 SILS 手术结直肠切除术[35]。

可用平台

对于单孔腹腔镜手术（SILS），市场上有几种商业生产的 port 平台可供使用，此外还有自制简易装置（手套 port）。最常见的 port 平台包括 GelPOINT® 平台（Applied Medical，Rancho Santa Margarita，California，USA）、SILS™ Port（Covidien，Mansfield，Massachusetts，USA）以及 TriPort 或 QuadPort（Olympus Medical，Center Valley，Pennsylvania，USA）。这些平台都能通过单一 port 和单一切口放入三个或更多的工作通道用于放置器械和镜头。这些商业可用的 prot 平台配有所有必要的导管和部件，并且与所有现有可用的腹腔镜器械兼容。每个平台都已被证明对 SILS 有效，因此外科医生可根据偏好和各平台的优点和缺点决定使用哪种平台。

GelPOINT®（Applied Medical，Rancho Santa Margarita，California，USA）采用与手助腹腔镜手术（GelPort®）和经肛手术（GelPOINT Path®）相同的切口保护器和盖子设计（图 5-3）。套管通过一个单一的筋膜切口（通常约 4 cm）插入腹腔，然后向下卷起以创建安全密封的手术条件。所需的戳孔（5～12 mm）以三角形方式插入 GelSeal® 盖子，并固定到套管上。这种 port 的优点是可以在不影响腹腔气压的情况下重新定位或更换导管，且有一个排烟侧口，有助于视野清晰。此外，该 port 具有内部轮廓低，套管柔韧，有助于适应患者的特定体型和腹壁大小。此外，切口保护器有助于标本取出，并防止恶性肿瘤切口种植[36,37]。这种 port 的缺点是腹壁上较大的圆顶形外部轮廓，以及在极端扭力作用下可能失去腹腔气压和导致导管滑移[24,25]。

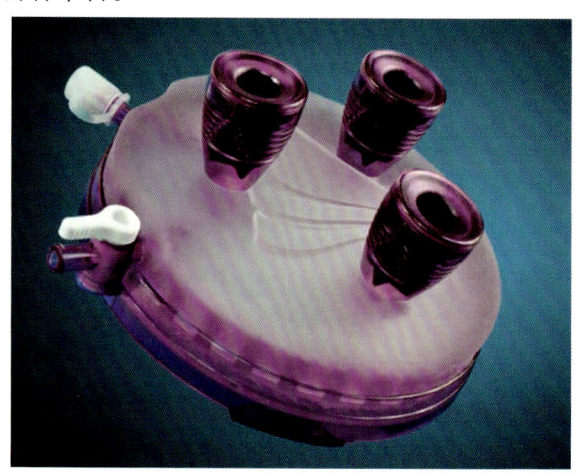

图 5-3　临床应用的 GelPOINT® Port
（来源 http：//www.appliedmedical.com/Products/GelPoint _ Overview. aspx）

SILS™ Port（Covidien，Mansfield，Massachusetts，USA）由柔软的弹性泡沫材料制成，通过单个 2～4 cm 的皮肤和筋膜切口插入（图 5-4）。这种 port 的优点是它可与皮肤形成密封以保持腹腔气压，允许外科医生轻松交换 5 mm 和 12 mm 戳孔，并根据需要轻松移除和重新插入 port。缺点是该 port 仅限于三个戳孔用于器械和镜头，且没有用于标本提取的伤口保护器，需要移除 port 并另行插入单独的伤口保护器以取出标本。port 的长度也是固定的，如果筋膜切口过大则容易脱落，且在肥胖或腹壁较厚的患者中效果不太理想[24,25]。

TriPort、TriPort15 和 QuadPort（Olympus Medical，Center Valley，Pennsylvania，USA）与 GelPOINT® 类似，分别有三个或四个器械通道，但外部轮廓较低（图 5-5）。

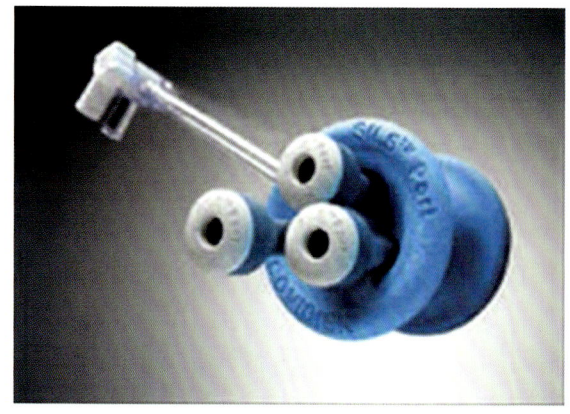

图 5-4　Covidien SILS® Port
（来源 http：//www.medtronic.com/covi-dien/products/trocars-access/sils-port）

port 通过单一切口使用套件中的引入器和附带的远端环插入。然后移除远端环和多余的保护戳孔，紧固环到腹壁，并开始充气。这些 port 的缺点是组装、插入和取出标本比其他平台更困难，且据报道凝胶容易损坏和泄漏[24,25]。因此，它们不像 GelPOINT 和 SILS Port 平台那样常用。

如果没有商业可用的 SILS Port 平台，外科医生可以自建一个简易的手套 port 平台（图 5-6）。有

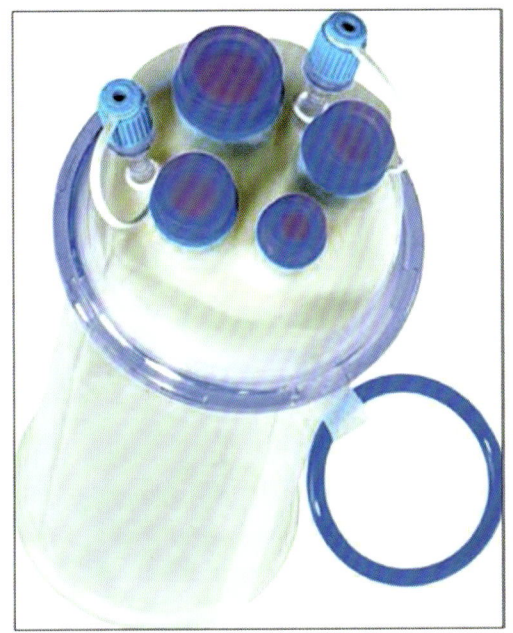

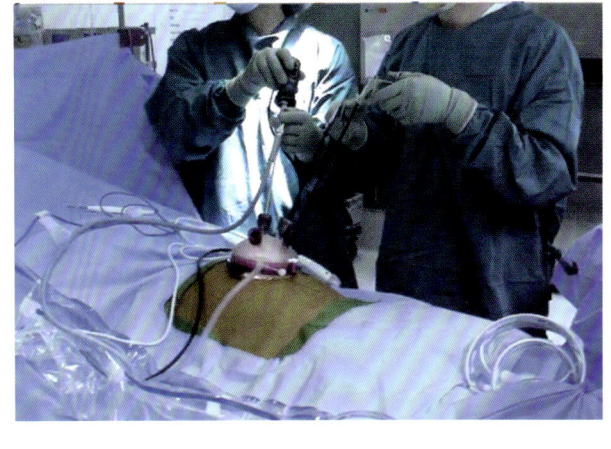

图 5 - 5　Olympus QuadPort®

（来源 http：//medical. olympusamerica. com/products/quadport-wa58030q）

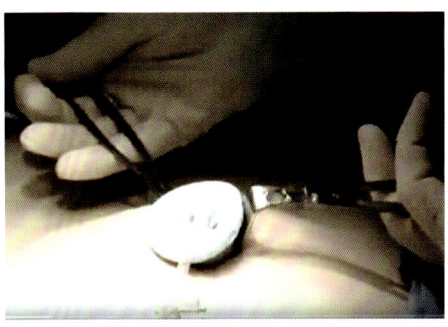

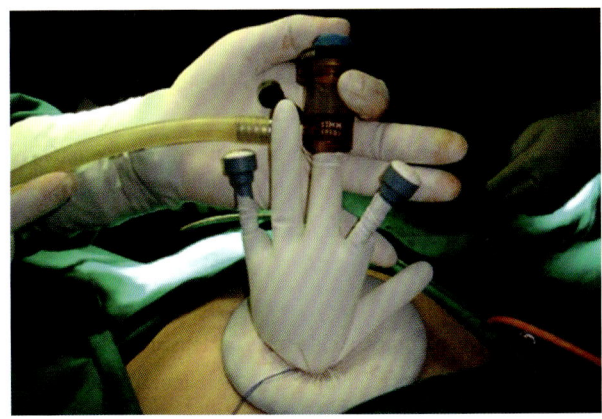

图 5 - 6　手套 port

（来源 Indian J Surg. 2011 Apr；73（2）：142 - 145）

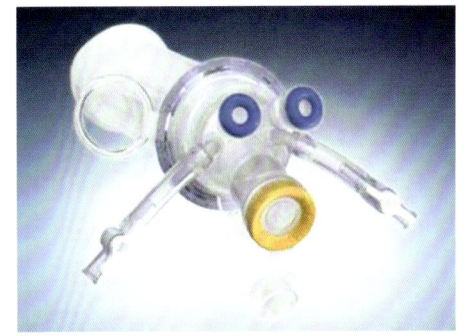

报道描述了使用无菌、非乳胶 6 号手套固定在小型伤口保护器上，手套的手指用于器械和镜头接入，作为一种经济实惠的商业可用接入平台的替代品[38-41]。这种自制 port 除了成本优势和简易性外，柔性手指延伸部分也减少了 SILS 过程中常见的外部导管冲突。缺点是密封性差，容易丧失气腹，以及手指 port 缺乏刚性支撑[12,38-41]。

结　论

　　单孔腹腔镜结直肠手术对于各种手术都是安全和可行的，具有提高美容效果、减少围手术期疼痛和提升生活质量的潜在好处。有多种 port 可供使用，且可以通过经验积累和特殊的技巧和窍门来克服 SILS 手术存在的人体工程学和技术挑战。这些珍贵经验有助于加速学习曲线的攀升，促进 SILS 的安全培训和实践中的应用。

〔黛博拉·S. 凯勒〕

参考文献

［1］　Atallah S，Martin-Perez B，Keller D，Burke J，Hunter L．Natural-orifice transluminalendoscopic surgery．Br J Surg．2015；102：e73‐92．

［2］　Cianchi F，Staderini F，Badii B．Single-incision laparoscopic colorectal surgery for cancer：state of art．World J Gastroenterol．2014；20：6073‐80．

［3］　Piskun G，Rajpal S．Transumbilical laparoscopic cholecystectomy utilizes no incisions outside the umbilicus．J Laparoendosc Adv Surg Tech A．1999；9：361‐4．

［4］　Remzi FH，Kirat HT，Kaouk JH，Geisler DP．Single-port laparos-copy in colorectal surgery．Color Dis．2008；10：823‐6．

［5］　Bucher P，Pugin F，Morel P．Single port access laparoscopic right hemicolectomy．Int J Color Dis．2008；23：1013‐6．

［6］　Law WL，Fan JK，Poon JT．Single-incision laparoscopic colectomy：early experience．Dis Colon Rectum．2010；53：284‐8．

［7］　Papaconstantinou HT，Sharp N，Thomas JS．Single-incision laparo-scopic right colectomy：a case-matched comparison with standard laparoscopic and hand-assisted laparoscopic techniques．JAm Coll Surg．2011；213：72‐80．discussion 80

［8］　Chen WT，Chang SC，Chiang HC，et al．Single-incision laparoscopic versus conventional laparoscopic right hemicolectomy：a comparison of short-term surgical results．Surg Endosc．2011；25：1887‐92．

［9］　Champagne BJ，Papaconstantinou HT，Parmar SS，et al．Single-incision versus standard multiport laparoscopic colectomy：a multicenter，case-controlled comparison．Ann Surg．2012；255：66‐9．

［10］　Huscher CG，Mingoli A，Sgarzini G，et al．Standard laparo-scopic versus single-incision laparoscopic colectomy for cancer：early results of a randomized prospective study．Am J Surg．2012；204：115‐20．

［11］　Makino T，Milsom JW，Lee SW．Feasibility and safety of single-incision laparoscopic colectomy：a systematic review．Ann Surg．2012；255：667‐76．

［12］　Moftah M，Nazour F，Cunningham M，Cahill RA．Single port lapa-roscopic surgery for patients with complex and recurrent Crohn's disease．J Crohns Colitis．2014 Sep；8(9)：1055‐61．doi：10.1016/j．crohns．2014．02．003．Epub 2014 Feb 28．PMID：24589026．

［13］　VasilakisV Clark CE，Liasis L，PapaconstantinouHT．Noncosmetic benefits of single-incision laparoscopic sigmoid colectomy for diverticular disease：a case-matched comparison with multiport laparoscopic technique．J Surg Res．2013 Apr；180(2)：201‐7．doi：10.1016/j．jss．2012．04．063．Epub 2012 May 16．

［14］　Poon JT，Cheung CW，Fan JK，Lo OS，Law WL．Single-incision versus conventional laparoscopic colectomy for colonic neoplasm：a randomized，controlled trial．Surg Endosc．2012；26：2729‐34．

［15］　Chambers WM，Bicsak M，Lamparelli M，Dixon AR．Single-incision laparoscopic surgery (SILS) in complex colorectal surgery：a technique offering potential and not just cosmesis．Color Dis．2011；13：393‐8．

［16］　Bulut O，Nielsen CB，Jespersen N．Single-port access laparoscopic surgery for rectal cancer：initial experience with 10 cases．Dis Colon Rectum．2011；54：803‐9．

［17］　Far SS，Miraj S．Single-incision laparoscopy surgery：a systematic review．Electron Physician．2016；8：3088‐95．

［18］　Hamabe A，Takemasa I，Hata T，Mizushima T，Doki Y，Mori M．Patient body image and satisfaction with surgical wound appearance after reduced port surgery for colorectal diseases．World J Surg．2016；40：1748‐54．

［19］　Merchant AM，Cook MW，White BC，Davis SS，Sweeney JF，Lin E．Transumbilical Gelport access technique for performing single incision laparoscopic surgery (SILS)．J Gastrointest Surg．2009；13：159‐62．

［20］　Gaujoux S，Bretagnol F，Ferron M，Panis Y．Single-incision laparo-scopiccolonic surgery．Color Dis．2011；13：1066‐71．

［21］　Champagne BJ，Lee EC，Leblanc F，Stein SL，Delaney CP．Single-incision vs straight laparoscopic segmental colectomy：a case-controlled study．Dis Colon Rectum．2011；54：183‐6．

［22］　Park JS，Choi GS，Park SY，Kim HJ，Ryuk JP．Randomized clinical trial of robot-assisted versus standard laparoscopic right colectomy. Br J Surg. 2012;99:1219 - 26.

[23] Pucher PH，Sodergren MH，Singh P，Darzi A，Parakseva P. Have we learned from lessons of the past? A systematic review of training for single incision laparoscopic surgery. Surg Endosc. 2013 May;27(5):1478 - 84. doi:10. 1007/ s00464 - 012 - 2632 - 6. Epub 2012 Oct 17.

[24] Keller DS，Haas EM. Single-incision laparoscopiccolon and rectal surgery. Clin Colon Rectal Surg. 2015;28:135 - 9.

[25] Keller DS，Flores-Gonzalez JR，Ibarra S，Haas EM. Review of 500 single incision laparoscopiccolorectal surgery cases- lessons learned. World J Gastroenterol. 2016;22:659 - 67.

[26] Madhoun N，Keller DS，Haas EM. Review of single incision laparoscopic surgery in colorectal surgery. World J Gastroenterol. 2015;21:10824 - 9.

[27] Rao PP，Rao PP，Bhagwat S. Single-incision laparoscopic surgery-current status and controversies. J Minim Access Surg. 2011;7:6 - 16.

[28] Saber AA，El-Ghazaly TH. Single-incision transumbilical laparoscopic right hemicolectomy using SILS port. Am Surg. 2011;77:252 - 3.

[29] Trakarnsanga A，Akaraviputh T，Wathanaoran P，Phalanusitthepha C，Methasate A，Chinswangwattanakul V. Single-incision laparo-scopic colectomy without using special articulating instruments：an initial experience. World J Surg Oncol. 2011;9:162.

[30] Kim SJ，Ryu GO，Choi BJ，et al. The short-term outcomes of con-ventional and single-port laparoscopic surgery for colorectal cancer. Ann Surg. 2011;254:933 - 40.

[31] Hopping JR，Bardakcioglu O. Single-port laparoscopic right hemi-colectomy：the learning curve. JSLS. 2013;17: 194 - 7.

[32] Kirk KA，Boone BA，Evans L，Evans S，Bartlett DL，Holtzman MP. Analysis of outcomes for single-incision laparoscopic surgery (SILS) right colectomy reveals a minimal learning curve. Surg Endosc. 2015;29:1356 - 62.

[33] Park Y，Yong YG，Yun SH，et al. Learning curves for single incision and conventional laparoscopic right hemicolectomy：a multidimen-sional analysis. Ann Surg Treat Res. 2015;88:269 - 75.

[34] Kim CW，Kim WR，Kim HY，et al. Learning curve for single-incision laparoscopic anterior resection for sigmoid colon cancer. JAm Coll Surg. 2015;221:397 - 403.

[35] Tokuoka M，Ide Y，Hirose H，et al. Resident training in single-incision laparoscopic colectomy. Mol Clin Oncol. 2015;3:1221 - 8.

[36] Horiuchi T，Tanishima H，Tamagawa K，et al. Randomized，con-trolled investigation of the anti-infective properties of the Alexis retractor/protector of incision sites. J Trauma. 2007;62:212 - 5.

[37] Reid K，Pockney P，DraganicB，Smith SR. Barrier wound protection decreases surgical site infection in open elective colorectal surgery：a randomized clinical trial. Dis Colon Rectum. 2010;53:1374 - 80.

[38] Day W，Lau P. Novel "glove" access port for single port surgery in right hemicolectomy：a pilot study. Surg Laparosc Endosc Percutan Tech. 2011;21:e145 - 7.

[39] Livraghi L，Berselli M，Bianchi V，Latham L，Farassino L，Cocozza E. Glove technique in single-port access laparoscopic surgery：results of an initial experience. Minim Invasive Surg. 2012;2012:415430.

[40] Rodicio Miravalles JL，Rodriguez Garcia JI，Llaneza Folgueras A，Aviles Garcia P，Gonzalez Gonzalez JJ. Single port laparo-scopic colostomy using the glove technique. Medicina (B Aires). 2014;74:201 - 4.

[41] Sirikurnpiboon S. Single-access laparoscopic rectal cancer surgery using the glove technique. Asian J Endosc Surg. 2014;7:206 - 13.

6　解剖方法

技巧和窍门

1. 竖直中线切口功能最多，可为所有手术提供极好的术野显露，且必要时易于延长为开腹手术的正中切口；然而，它切口疝发生的风险也最大。

2. 作者更倾向于从外侧到中间的解剖入路，因为它拥有开放手术的视角，展示了"正常"手术平面；用此方法，将小肠移出手术区的需求最小，几乎不需要助手的协助，牵拉更简单；由于不用解剖结肠系膜和腹膜后之间的附着，手术视野更佳。

3. 除非患者极瘦，仅用单孔腹腔镜技术进行中结肠血管的高位结扎很困难，因为术中难以获得足够的横结肠系膜牵拉。因此，可在左髂窝放置一个 5 mm 戳孔以方便手术。

4. 直肠解剖是单孔腹腔镜结直肠手术（SILS）中最具挑战性的部分。如果外科医生计划在直肠切除后放置盆腔引流管，那么应该在手术早期就在左髂窝放置一个 5 mm 戳孔——这将加快解剖过程，稍后可用于放置引流管。

5. 在直肠解剖过程中，外科医生可能会试图在牵拉时将直肠完全拉直，但如果允许略微保留"弓弦"状，则更有利，因为这样可以更容易看到直肠和前方结构之间的分离平面。

6. 在复杂病例中，如回结肠或乙状结肠的克罗恩病出现炎症团块时，应首先从外侧向中间入路的方法来充分游离近端和远端肠道，然后谨慎地解剖至肿块上方创建的平面，从而保护附近的输尿管、血管和神经。采用由内侧向外侧的 SILS 入路是不明智的，因为无法牵拉较大的肿块。

单孔口和接入装置

通过哪个切口放置单孔接入装置在其他地方（第 4 章）有详细讨论。然而，这与解剖方法有关，因此将在此简要讨论。总的来说，外科医生有四种选择，即竖直中线切口、横向切口、预定造口部位和较少使用的 Pfannenstiel（下腹横切）切口。竖直中线切口是迄今为止功能最多的，为所有解剖策略提供了极佳的手术暴露，如有必要，容易延长为开腹手术的正中切口，强烈建议初学单孔手术的外科医生使用；然而，它确实有最大的切口疝风险。横向切口通常位于预定的肠道提取部位上方，因此具有特定限制。虽然左侧肌肉劈开式腹直肌切口通常足以适用于瘦弱或老年患者的右半结肠切除术，但由于切口的侧向特性，相应的右侧切口并不总是允许进行肿瘤学意义上的乙状结肠或直肠切除。在预定造口部位放置接入装置在构建回肠造口时效果最佳，因为这通常为左结肠提供良好的接入，对横结肠或直肠解剖的效用变化不定，在进行全结肠切除时对右结肠的接入可接受。总的来说，通过预定结肠造口部位放置单孔腹腔镜手术（SILS）Port 效果较差，除非在构建回肠或末端结肠造口时有用，或者患者年老且腹壁松弛和结肠腹膜附件松弛。Pfannenstiel 切口仅在瘦弱患者进行乙状结肠游离时有用，因为这种切口的下方特性，对横结肠和肝曲、脾曲的视野受限。

port 平台的选择通常是个人偏好问题。有经验的 SILS 外科医生可能会发现使用经济实惠的"手套port"技术减少了器械和镜头的碰撞，增加在进行结肠切除时的手术灵活性，并减少开支（图 6 - 1）；然而，在进行直肠解剖时通常需要更加刚性的传统平台。必须记住，与常规多孔腹腔镜手术相比，SILS 手术中外科医生的非优势手需要更夸张的牵拉。此外，为了使外科医生的视野不受非优势手中器械的阻挡，牵拉点可能必须比常规腹腔镜手术中更远。

位置、解剖和体型

大多数商业可用 port 装置最多有五个端口，通常情况下，助手由于人体工程学或 port 装置的限制而无法为主刀医生提供有效的牵拉。因此，外科医生必须利用重力作为他们的"第三只手"，这可能需要比平常更严格的患者体位，包括陡峭的头部向下/向上和侧倾。因此，患者可能需要使用肩部和侧面支撑更牢固地绑在手术台上，而不是仅仅使用凝胶垫。特定结直肠游离点的首选位置将在后面讨论。

在单孔手术中，有许多解剖学考虑可能限制手术进展。最明显的是既往手术导致的粘连。与多孔腹腔镜相比，SILS 可能更容易处理粘连。SILS Port 通过腹部小切口放置，此时可以进行"开放式"粘连松解。这样可以更快、更容易地创造工作空间，并确定是否需要开腹手术。一般来说，所有适合腹腔镜的结肠切除都可以通过 SILS 进行，前提是由适当培训的外科医生执行。然而，对于直肠解剖来说并非如此。特别是，显著突出的骶骨岬可能由于直器械在骶岬上摇摆，阻碍直肠游离，即使使用弯曲或弯角器械也不容易克服这个问题。

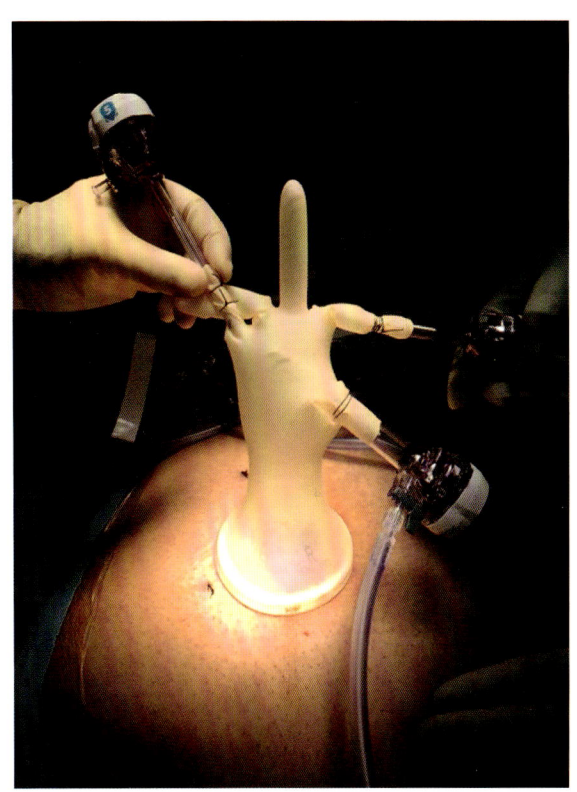

图 6 - 1　自制"手套 port"：采用常规切口牵开器和 6 号手套（切除三个指尖），使用不可吸收缝线绑在标准腹腔镜 port 制成

患者体型是影响所有腹腔镜手术的明显问题。在开始 SILS 手术时，如果预计某个病例通过传统腹腔镜手术完成会相对容易，那么应明智地采用这种技术。当外科医生变得更加自信并尝试使用 SILS 进行所有腹腔镜手术时，会惊讶地发现很少需要额外的戳孔。尽管作者曾成功完成过 BMI＞50 患者的 SILS 左结肠或乙状结肠切除术，但安全性至关重要，绝不能因为放置额外的腹腔镜戳孔或中转为开腹手术而妥协。

中间入路与外侧入路

虽然有许多 SILS 游离结肠的入路，但作者更倾向于从外侧到中间的解剖入路。这种入路能为主刀医生提供开放手术的视角，展示"正常"的手术平面；在肥胖患者中进行 SILS 手术时，将小肠移出手术区域的要求最小；几乎不需要助手的协助，助手可能缺乏 SILS 人体工程学或持镜头的经验；由于没有在结肠系膜和后腹膜附着处进行解剖，因此牵拉更简单，手术视野更佳。然而，在美国、英国和其他欧洲国家，从中间到外侧的入路很受欢迎。本章将讨论从外侧到中间入路和从中间到外侧入路的解剖技术，但临床实践中，通常需要混合使用这些入路来完成技术上具有挑战性的 SILS 手术。

游离右结肠

外侧入路

手术台置于头低位，向左侧倾斜，主刀医生站在患者的左侧。主刀医生用左手将阑尾牵拉到左上腹部，然后使用能量器械按照从外侧到中间轻柔刮扫的方法，将结肠、盲肠和末端回肠从其腹膜后附着处进行解剖游离（图 6 - 2）。随着外科医生技术越发娴熟，会发现使用剪刀解剖可以更准确地分离手术平面。此时，仅暴露和游离右结肠的十二指肠外侧部分，直至游离到肝曲。

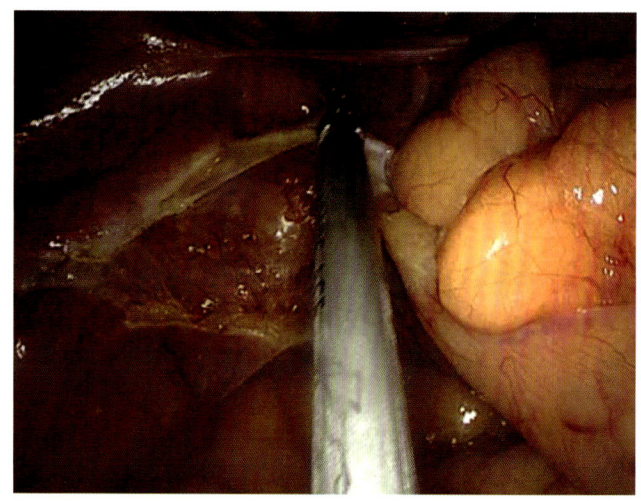

图 6 - 2   使用超声刀采用从外侧到中间入路游离盲肠

随后调节手术床，将患者置于头高位并继续向左侧倾斜，主刀医生用左手紧靠肠道抓住横结肠近端的阑尾，然后将结肠向右髂窝方向下推。使用能量器械游离横结肠近端和肝曲的腹膜后附着点，和之前的游离平面相汇合。由于在这一区域会遇到相对较大的血管，不建议使用电凝剪。当腹膜附着被充分游离后，逐步将右结肠向左髂窝牵引。这样可以在后腹膜结构和结肠之间，在十二指肠前表面上，通过轻柔刮扫动作和电凝剪解剖分离相组合的方法，拓展出一个平面，直至结肠完全游离。

内侧入路

患者的体位与上述相同。将小肠放置在左上腹部，外科医生用左手将回肠盲肠脂肪垫或阑尾系膜牵拉向腹壁，随后识别出回结肠血管蒂。然后外科医生用右手操作能量器械，在回结肠血管下方但平行于其打开腹膜，直到肠系膜上静脉水平。完成这一步后，可以看到并通过钝性分离的方法向肝曲逐步拓展这一胚胎层面。该平面位于十二指肠前方，必须在血管离断前将十二指肠从结肠系膜脂肪中游离出来，否则可能会意外伤及十二指肠（图 6 - 3）。最好通过向下的钝性分离术逐步游离十二指肠。在结肠下方的外侧解剖以相同的胚胎平面以钝性方式继续进行，因为这将使主刀医生始终处于 Toldt 筋膜之上，从而保护输尿管。结肠的其余外侧附着和末端回肠游离如前所述。

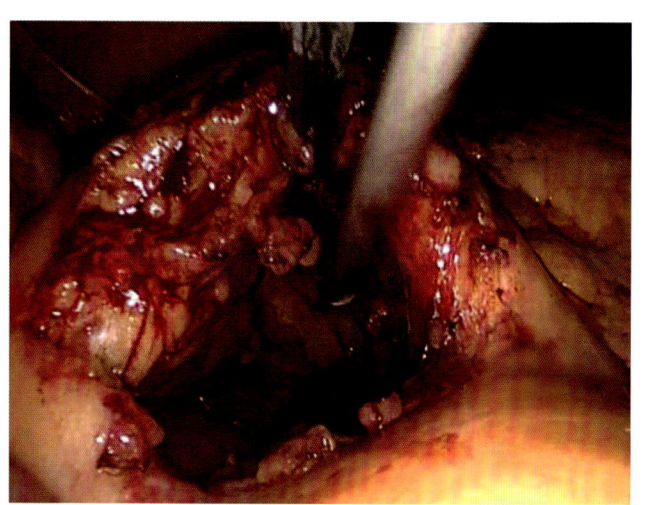

图 6 - 3   按照由中间向外侧入路游离右半结肠。在十二指肠上方层面创建隧道以游离回结肠血管，使用腹腔镜牵引器提起回结肠血管后可在隧道右侧显露十二指肠

游离乙状结肠、左结肠和脾曲

外侧入路

进行这部分手术时，手术台被调整为头低位并向右倾斜，主刀医生站在患者的右侧。通常最容易的方法是先使用电切剪而不是能量器械来游离乙状结肠，首先释放由憩室病或先天性原因引起的任何腹膜粘连附着，然后将乙状结肠从 Toldt 筋膜上游离，保留患者的白线（图 6 - 4）。主刀医生的左手应通过依次抓住沿结肠的附着物将结肠向腹部右侧牵拉，同时右手进行解剖。使用电凝剪更为精确，避免了使用能量器械时可能导致的胚胎平面融合。在盆腔缘处进行解剖时，会显露输尿管，并且在仔细解剖时容

易识别，就像开放手术中一样。然后继续进行此胚胎平面的解剖拓展，以游离左结肠直至脾曲下方。

随后将患者置于头高位并继续向右倾斜。然后游离脾曲的外侧部分，主刀医生的左手抓住结肠的附着物并将脾曲向右髂窝方向牵拉。当这一操作进行到最大限度时，对脾曲头侧部位进行游离。主刀医生的左手将左侧剩余的大网膜向上牵拉到腹壁，并朝向患者的头部方向，同时使用能量器械首先将肝曲与大网膜分离，然后分离结肠的腹膜附着。由于难以牵拉，这部分手术有时可能具有挑战性；然而，采用轻柔刮扫的动作有助于显示手术平面并进行安全解剖。然后小心地逐步从胰腺开始分离脾曲，以完成解剖。

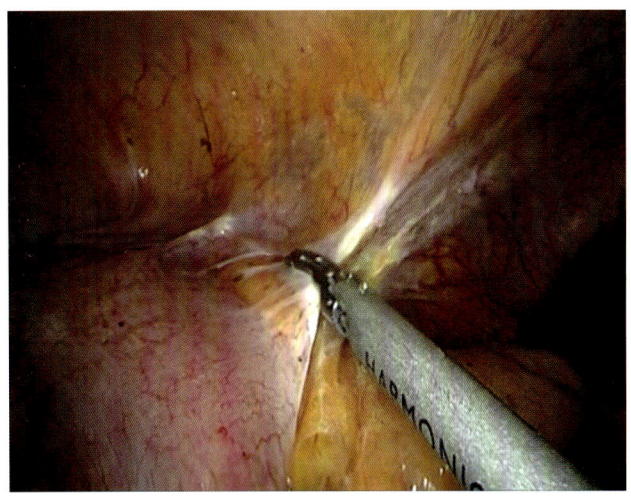

图 6 - 4　使用超声刀采用由外侧向中间入路游离降结肠

内侧入路

患者体位与外侧入路相同。将小肠放置在右上腹部，识别出肠系膜下动脉血管蒂。最好通过主刀医生的左手将乙状结肠系膜向上牵拉到腹壁，以便识别结肠系膜和腹膜后脂肪的交界处。使用能量器械从直肠顶部至肠系膜下动脉打开腹膜。然后，通常可以容易地识别出胚胎平面，通过向上和向下的钝性分离，可以将结肠系膜从后腹膜中游离出来。与右侧结肠游离不同，对于左结肠的中间入路，分离血管前必须识别出输尿管。如果实施这一步骤困难并且遇到了生殖血管，则可以通过向内侧更深入地进行解剖，直到清晰地显示出蠕动的输尿管。钝性分离应尽可能继续进行，超过生殖血管，达到但不进入直肠"神圣平面"的水平。之后，应结扎并离断肠系膜下动脉。

为了松解脾曲并完全游离左结肠近端，必须如上所述，紧邻 Toldt 筋膜上方继续进行钝性分离。重新定位对结肠的牵拉，使主刀医生的左手持有更近端的结肠系膜部分，从而使从十二指肠后方出现的肠系膜下静脉处于紧张状态。除非切断肠系膜下静脉，否则将无法继续进行钝性分离，此后，主刀医生的左手将肠系膜下静脉切断的远端边缘向上牵拉到腹壁。这将提供更好的视野，以便在胰腺前方、胃结肠韧带和脾结肠韧带方向进行钝性分离。

此时必须格外小心，以免损伤胰腺，导致不必要的出血或术后胰腺炎。一旦完成这一解剖，剩余的外侧附着就如前所述进行游离。

游离横结肠

横结肠的游离是非专家腹腔镜医师常有的顾虑，甚至对于最有经验的微创外科医生来说，这也可能是一个难题。用于此解剖的首选入路很大程度上取决于疾病情况——如果是脾曲癌或横结肠癌需要高位切除中结肠动脉，则倾向于采用从中间到外侧的入路。纯单孔腹腔镜技术（SILS）进行这一操作可能非常具有挑战性。在良性疾病的情况下，需要较少的根治性的横结肠系膜解剖。因此，如果是横结肠的良性病变，作者的做法是不采用中间到外侧的解剖，而是倾向于更简单地从外侧到中间的解剖。值得注意的是，肝曲和脾曲在进行此解剖之前，通常都已经被游离。

外侧入路

患者被放置于头高位并向右倾斜，这样重力可以将小肠移至下腹部，同时自然地将横结肠向下牵引。主刀医生站在患者的右侧。将大网膜翻至横结肠上方覆盖胃部，主刀医生的左手将大网膜向上牵拉到腹壁并朝向患者的头部。这种解剖通常从肝圆韧带的外侧开始，并朝向脾曲进行。使用能量器械从结肠分离大网膜，从而允许主刀医生进入小网膜囊。一旦达到这一点，主刀医生的左手中的牵拉钳应放置在小网膜囊中，以悬吊胃和大网膜，这将大大加快网膜解剖的速度（图6-5）。完成这一步骤后，制造一个系膜结肠窗口，继续分离，让结肠下垂并将主刀医生左手中的牵拉钳从上方穿过这一缺口进行解剖分离。这样可以提起结肠系膜，以便轻松识别网膜结肠界面，并快速使用能量器械进行切断。

随后将患者置于左侧倾斜并继续使用头高位，主刀医生站在患者的右侧。用同样的方式从近端横结肠分离大网膜；然而，结肠系膜的切断

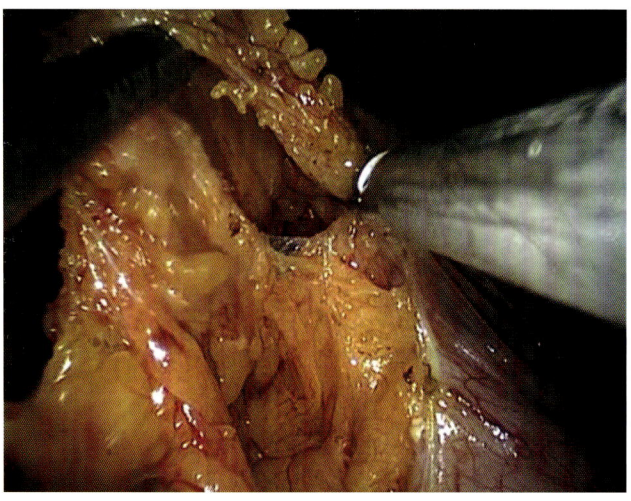

图6-5 外侧向中间入路进入小网膜囊。左手用牵拉钳将大网膜撑起使横结肠悬空，以便使用超声刀进行解剖分离

稍微困难一些，因为此时分离结肠系膜和小网膜囊的层次常常在这一点融合。尽管有这个问题，解剖应该仍能够以相对容易的方式继续进行。

内侧入路

毫无疑问，除了最瘦的患者之外，使用纯单孔腹腔镜技术（SILS）进行中结肠血管高位结扎由于难以获得足够的横结肠系膜牵拉而变得困难。因此，作者认为应采取务实的方法，如果有困难的话，就在左髂窝放置一个5 mm port。

主刀医生站在患者的双腿之间，通过将结肠向上提至腹壁，主刀医生的左手将牵拉钳放置在结肠系膜中间位置，从而暴露横结肠系膜。这将产生必要的牵拉，以充分暴露横结肠系膜底部与后腹膜之间的界面。在瘦的个体中，中结肠血管的起源是明显的；然而，对于肥胖者，则需要在横结肠系膜中间与后腹膜相连接的点进行仔细解剖。识别中结肠血管，并通过钝性分离游离和结扎（图6-6），但至关重要的是避免误伤胰腺。如果技术上难以结扎这些血管，它们可能会退出视野并产生大量出血，需要开腹手术来控制。

切断中结肠血管后，继续向上牵拉结肠系膜。使用钝性分离在胰腺和十二指肠上拓展胚胎平面，直到进入小网膜囊，此时会看见胃。这样做时，有可能发现右结肠血管，如果还未处理，

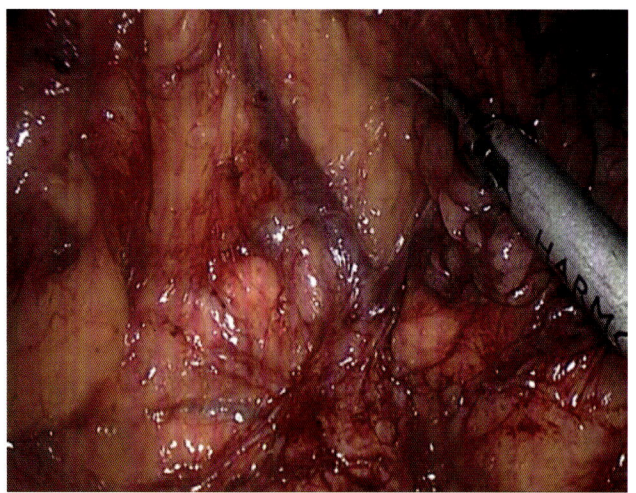

图6-6 中间到外侧入路在胰腺和结肠系膜交界处显露中结肠血管

可能需要进行结扎。在完全将横结肠从后腹膜分离后，需要像前面所描述的那样，将大网膜从横结肠上切除。

游离直肠

直肠解剖是单孔腹腔镜结直肠手术中迄今为止最具挑战性的部分。作者再次强调在进行这些手术时应保持务实态度，如果主刀医生打算在直肠切除后放置盆腔引流管，那么应在手术早期就在左髂窝放置

一个 5 mm port。这将加快解剖过程，并且稍后作为放置引流管的皮肤切口。

将患者置于头低位并轻微向左倾斜。在切断肠系膜下动脉之前进行初步解剖最为容易，肠系膜下动脉起到"牵拉"直肠的作用（图 6-7），如果游离的乙状结肠干扰了解剖，可以使用可吸收钉将乙状结肠的附着物暂时固定到侧腹壁。主刀医生站在患者的右侧，使用右手将直肠乙状结肠向上并朝左侧腹壁牵拉。主刀医生用左手中的电凝剪进入"神圣平面"，首先解剖直肠的后侧和右侧部分，直到在瘦的个体中大约到达 Waldeyer 筋膜水平（图 6-8）。在 TME 平面进行轻柔的向上钝性分离可能会加快解剖过程。

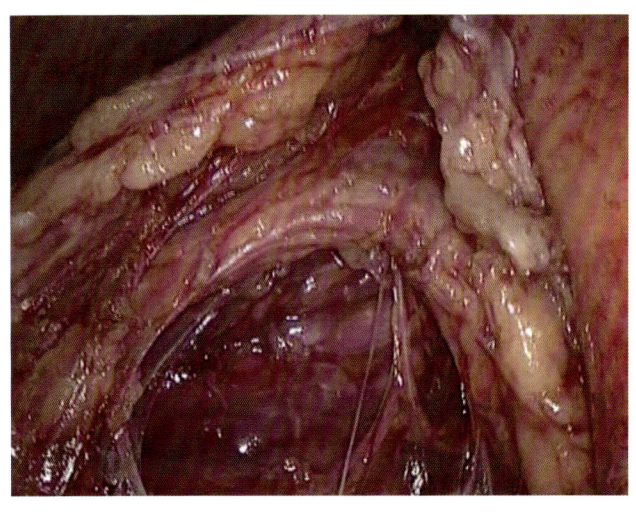

图 6-7　中间到外侧入路在肠系膜下动脉下方游离近端直肠

随后将患者置于轻微右侧倾斜，主刀医生站在患者左侧，使用左手将直肠向上并朝右侧腹壁牵拉。然后右手解剖 TME 平面的后侧和侧面，再次与先前右侧的解剖汇合，大约也是 Waldeyer 筋膜水平。此时，必须切断肠系膜下动脉以便于进一步解剖，在完成这一步骤后，明智的做法是尽可能或必要地向远端解剖。之后，如前所述标准方式完成直肠的侧面游离，每侧的牵拉如上所述。

然后必须进行前方解剖，根据是否为前壁的恶性病变而决定是否需在 Denonvilliers 筋膜前或后进行分离。主刀医生和患者的位置和前切除术相同。此时外科医生将直肠向上牵拉出盆腔，同时助手牵拉前腹壁或腹膜和前列腺/阴道以提供反向牵拉。在女性患者中使用腹部穿刺线悬挂子宫和/或使用阴道牵引器是非常有价值的。

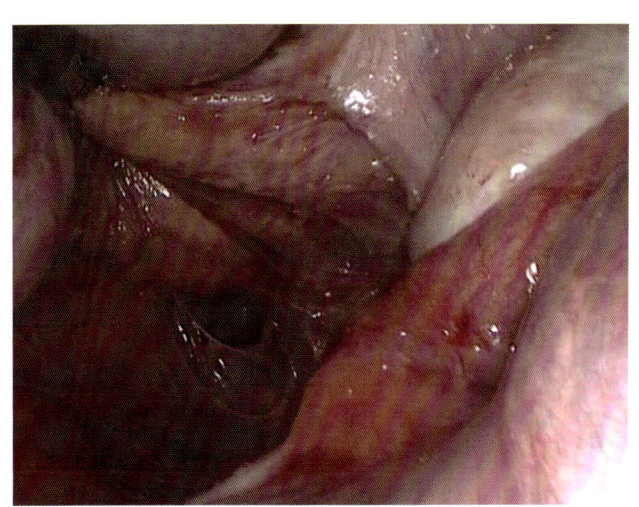

图 6-8　女性患者右后外侧全直肠系膜切除术（TME）解剖

尽管主刀医生可能会试图在牵拉时将直肠完全拉直，但如果允许略微保留"弓弦"状，则更有利，因为这样可以更容易看到直肠和前方结构之间的分离平面。只要可能，应该使用电凝剪进行精确解剖，以便更好地显示手术平面。

血管骨骼化和结扎

在进行右半结肠切除术时，主刀医生需要决定是否出于肿瘤学或技术原因而高位切除回结肠血管和右结肠血管。如果答案是否定的，那么完全游离的右结肠可轻松通过绕脐的小切口取出，并在体外进行血管的离断和结扎，这将加快手术进程。如果答案是肯定的，那么本质上回结肠血管、右结肠血管、中结肠血管、左结肠血管和肠系膜下血管都以与传统腹腔镜相同的方式显露。用左手提起血管蒂，使要断扎的血管处于紧张状态，从而有助于在脂肪肥厚的系膜中识别出血管。右手解剖覆盖在血管上的腹膜，显露血管外膜。下一步是在血管后方创建一个空间以便切断血管。使用 30° 腹腔镜镜头可以大大改善这部分手术的视野。必须小心谨慎地用以下器械以钝性方式进行分离，例如马里兰分离钳或直角分离钳。如果能量器械有钝圆头，也可以用来创建这一空间，但强烈不建议在视野不佳的情况下盲目切断血管后方的组织，因为在 SILS 手术过程中，这将无法安全地进行。

如何结扎血管通常是个人选择，所有在多孔腹腔镜手术中可用的选项都可以使用。话虽如此，通过单孔腹腔镜 port 使用血管闭合器可能比较麻烦。作者的偏好是在血管上夹三个夹子，稍微放松血管蒂的张力，然后使用超声波能量器械在第二和第三个夹子之间安全凝闭并切断，从而在患者侧的血管切断处留下两个夹子。

困难病例

显然，所处理的疾病情况对手术的技术难度有重大影响。一般来说，息肉癌变和小的结肠肿瘤可以使用简单的解剖技术游离，这类患者是刚开始进行单孔腹腔镜手术的外科医生的理想病例。然而，困难通常出现在位于右侧结肠（例如克罗恩病）或乙状结肠（例如憩室炎症块）的炎性肿块。在开放手术中也是如此，使用 SILS 时应尽可能参照开腹手术中使用的方法。开始就尝试分离炎症肿块显然是不明智的。

在克罗恩病回结肠炎性肿块侵犯前腹壁或侧腹壁的情况下，最明智的做法是先从外侧到中间的入路，完全游离肝曲和远端结肠。尽管在克罗恩病中最好不要显露十二指肠，以防发生吻合口漏，但在广泛的炎症性疾病中这是必要的，以防止十二指肠受到意外损伤。此后，应以同样方式游离末端回肠和任何未患病的盲肠，目的是与上方的解剖平面汇合，并将输尿管与炎性肿块隔离开。实现这一点后，可以将肿块从前腹膜和侧腹膜中分离出来。由于无法牵拉大型肿块，也可能将回结肠血管或十二指肠拉到意外位置，因此使用中间到外侧入路的单孔腹腔镜方法处理大型炎性肿块可能是不明智的。

采取类似方法处理乙状结肠炎性肿块：首先采用从外侧到中间的入路游离左结肠，以找到正确的手术平面，然后将其与近端直肠解剖连接起来，隔离保护输尿管，然后再处理肿块本身。在这种情况下，采用从中间到外侧入路进行近端直肠解剖和识别输尿管可能是有益的，从肠系膜下动脉下方开始，如前所述在输尿管和生殖血管上方进行钝性分离。大多数此类手术可以使用单孔腹腔镜（SILS）完成；然而，由于反复炎症和消退后所导致的广泛纤维性粘连到侧腹，可能不适合 SILS 手术。遇到这种情况时，通常需要转换为多孔腹腔镜来解决，甚至需要开腹手术和依靠外科医生的手仔细分离。

后侧侵犯腹膜后结构的良性疾病则是另一回事，主要关注点是对输尿管或十二指肠的损伤。使用上述技术，通过单孔腹腔镜可以完成许多这类手术，建议输尿管置入导管，尽管如果外科平面纤维化，即使是荧光支架也可能无济于事。患者的福祉必须是外科医生持续的首要关注点，如果对继续使用单孔技术的安全性有任何疑问，明智的做法是转为开腹手术，因为在这种情况下，多孔腹腔镜手术也并不比SILS 好。

结　　论

本章概述的解剖方法突显了多种成功完成单孔腹腔镜（SILS）结直肠手术的策略。中间到外侧的入路可能是资深外科医生开始临床应用单孔腹腔镜（SILS）结直肠手术时最容易采用的技术，因为他们非常熟悉这种策略的手术视角。同样地，教授住院医生 SILS 的外科教育者可能会发现模仿开放手术过程会使学员最快掌握，因为这不需要住院医生适应新的解剖方法和视角。相反，那些目前采用中间到外侧入路的常规腹腔镜手术的外科医生可能更倾向于在 SILS 手术中复制他们的多孔腹腔镜技术。虽然外科医生的偏好可能导致他们仅使用这些方法中的一种来完成简单的病例，但为了完成技术上困难的SILS 手术，必须能够使用本章中描述的所有方法。

〔杰 米　墨 菲〕

7 肠系膜下动脉的高位和低位结扎

手术步骤

1. 单孔腹腔镜左半结肠和直肠手术可在右中腹部放置单切口 Port。
2. 向前提起乙状结肠，以给直乙状结肠系膜施加张力。
3. 切开腹膜，然后采用从中间到外侧入路，钝性分离进入骶前间隙。
4. 沿直肠右侧的骶前筋膜向侧面和后方解剖。
5. 沿着骶前筋膜向内侧和后方解剖至直肠的左侧。
6. 向上解剖，将后腹膜与乙状结肠系膜分离，保留 Toldt 筋膜。
7. 在骶前侧腹膜空间内识别左输尿管并避免损伤髂血管。
8. 在肠系膜下动脉上方和下方切开腹膜，解剖至可见左结肠动脉的起始部。
9. 可选：选择性清扫肠系膜下动脉根部淋巴结。
10. 结扎肠系膜下动脉（IMA）：

   （a）高位结扎：在肠系膜下动脉（IMA）主动脉起始部 1～2 cm 处使用夹子、双极血管封闭器、超声刀或闭合器结扎 IMA。

   （b）低位结扎：在左结肠动脉起始部远端使用夹子、双极血管封闭器、超声刀或闭合器结扎 IMA。

11. 在血管结断扎后继续进行结直肠切除和吻合口的重建。

技巧和窍门

1. 肠系膜下动脉高位结扎可能导致吻合口并发症和肠功能并发症的增加。
2. 对于肿瘤患者，应注意无瘤原则，减少对肿瘤的触碰。
3. 高位结扎有可能降低结直肠吻合口的张力，但会导致吻合口的血流减少。
4. 避免在腹膜后和骶前侧腹膜间隙医源性损伤输尿管和髂血管。
5. 在结扎之前需识别肠系膜下动静脉、左结肠动脉、乙状结肠动脉和直肠上动脉。
6. 在手术结束前应评估吻合口的血流灌注情况，必要时需补充切除重新吻合。

引 言

　　肠系膜下动脉供应降结肠、乙状结肠和直肠，出色的外科医生必须在进行肠系膜下动脉结扎之前明确行高位还是低位结扎。外科医生需根据手术技术、患者解剖变异、病变的位置和手术切除范围来确定。结直肠癌通常采用高位结扎，而良性疾病通常选择低位结扎。高位结扎肠系膜下动脉的风险包括自主神经损伤导致的泌尿生殖障碍和肛门功能障碍、输尿管意外损伤，以及吻合口血供差导致的吻合口漏。当然，高位结扎的好处包括吻合时肠管游离度更大吻合更容易，手术切除范围更大，淋巴结获取更多。低位结扎的位置在左结肠动脉分支的远端，好处是保留结肠血供更好。然而，低位结扎使得降结肠到剩余直肠或肛管的吻合更加困难。低位结扎造成吻合口张力过大可能导致吻合失败和增加吻合口漏的风险。在单孔腹腔镜结直肠手术（SILS）中，与传统开放手术或多孔腹腔镜结直肠手术一样，肠系膜下动脉的高位结扎还是低位结扎是基于多个因素决定的。本章节回顾了结扎肠系膜下动脉的手术技术及选择依据。

解剖学

在外科医生考虑结扎肠系膜下动脉之前，需要重视其对肠管血供和附近神经的影响。肠系膜下动脉（IMA）从腹主动脉第三腰椎水平附近发出，供血降结肠、乙状结肠和直肠上动脉[1,28]。肠系膜下静脉（IMV）在 IMA 附近伴行，汇集左结肠静脉、乙状结肠静脉和直肠上静脉来血，最后汇入脾静脉。

左结肠动脉首先从 IMA 发出，并分为上行支和下行支。结扎左结肠动脉后剩余的左结肠和吻合口近端的肠管就只能依靠于肠系膜上动脉（SMA）的侧支供血。在结肠脾曲，SMA 和 IMA 之间存在一个分水岭区域，称为 Griffiths 点[2]。SMA 和 IMA 发出的中结肠动脉和左结肠动脉通过 Drummond 边缘动脉和 Riolan 弓吻合[3-5,25]。乙状结肠和直肠之间的吻合相比降结肠直肠的吻合口更容易发生缺血，因为依赖侧支血流的结肠长度更长。

IMA 在发出左结肠动脉后再分出乙状结肠分支。IMA 在穿过左髂总动脉后变成直肠上动脉，并与直肠中动脉和直肠下动脉形成交通。这些交通通常为结直肠切除术后的远端结直肠吻合提供充足的血液供应[6]。

交感神经前神经纤维起源于 L1～L3 的腰部内脏神经，并在主动脉前表面的肠系膜下丛处与 IMA 起源处的交感神经节相接。交感神经后神经纤维沿 IMA 分布，至降结肠、乙状结肠和上段直肠。副交感神经纤维起源于 S2～S4 的盆腔内脏神经，并与交感神经后神经纤维一起下行。盆腔副交感神经纤维协助排便、排尿和性行为。

肿瘤学手术切除：高位结扎

结直肠癌的分期、治疗和预后取决于肿瘤的具体位置和区域淋巴结的受累程度。外科医生长期以来在主动脉处结扎肠系膜下动脉（IMA）是为了尽可能多地清扫潜在转移淋巴结[53-56]。然而，在左结肠动脉分支上方或下方进行 IMA 的高位或低位结扎必须根据患者肿瘤的情况来做出最佳选择。本章节在这里综述了关于肠系膜下动脉（IMA）高位和低位结扎的优缺点，尽管这个问题不是单孔腹腔镜结直肠手术所独有的。

围绕肠系膜下动脉根部的淋巴结，也被称为根部淋巴结或尖淋巴结，当结肠癌转移到这些淋巴结时，患者预后会更差[7,49]。Alici 等人指出，在六名结直肠癌尖淋巴结阳性的患者中，有两人没有非尖淋巴结的转移，只有一人在 23 个月后仍存活[8]。考虑到这种淋巴结的"跳跃"转移的可能性，支持在肿瘤患者中进行 IMA 的高位结扎。Chin 等人的研究进一步发现在 T4 期病变患者中进行高位结扎的好处最大[34]。通过 IMA 的高位结扎清扫尖淋巴结，可以进行更准确的病理分期，从而可能改变患者的后续治疗和预后[7,9]。

然而，已有多项研究表明高位结扎和低位结扎术对结直肠癌患者的死亡率没有显著差异[10,11,47,49,51,52]。2008 年和 2012 年的两项系统综述也证实了这些发现[12,13]。也有研究支持低位结扎联合肠系膜下血管根部的尖淋巴结清扫，2013 年的一项研究就发现，对于接受肠系膜下血管根部的尖淋巴结清扫的患者不论高位结扎还是低位结扎预后相似[14]。

因此，IMA 结扎的水平和淋巴结清扫需要外科医生根据每个患者具体情况而决定。研究也证实，单孔腹腔镜结直肠手术也能在 IMA 高位结扎的同时进行彻底的肠系膜下血管根部的尖淋巴结清扫[35,37-46]。在一项针对高位前切除术（无论是恶性还是良性疾病）的研究中发现，实际上 SILS 的淋巴结获取数比标准腹腔镜手术更多[36]。

外科医生还必须理解文献中所述的高位结扎、低位结扎或低位结扎加上广泛尖淋巴结清扫的肿瘤学益处的局限性。因为存在高位结扎造成的分期迁移现象[15]。由于进行了更大范围淋巴结清扫，从而发现更多阳性淋巴结，患者可能被提升分期。这可能对患者个体的预后没有影响，但会造成这一患者群体的分期迁移至 3 期，从而延长了 2 期患者的生存时间。

最后，IMA 的结扎水平对结直肠癌的治疗非常重要，但其他因素也决定了患者的最终结果。在结直肠癌的治疗过程中，患者可能接受多种治疗手段，而不仅仅是外科手术切除。新辅助治疗、辅助治疗和全系膜切除与否都会改变患者的预后，从而使高位或低位结扎的效果判断变得复杂。下文将讨论的手术并发症的发生率，也会受到辅助治疗和新辅助治疗的影响。

结扎的并发症

在考虑高位结扎的潜在肿瘤学好处时，也必须仔细权衡与低位结扎相比可能增加的并发症风险，如吻合口漏、肠功能障碍和泌尿生殖功能障碍等[12]。IMA 结扎的水平是影响结直肠癌患者术后并发症的几个因素之一，也必须结合新辅助和辅助放疗和化疗的影响。患者个体因素，如系膜血管的动脉粥样硬化，也可能使某些个体更容易发生术后并发症。与良性疾病患者相比，结直肠癌患者和营养不良患者的术后愈合能力也下降。此外，术中因素如吻合口张力大、术中出血多、术中输血、类固醇激素的使用、手术时间长和手术野污染等，都可以增加吻合口漏的风险[64]。荧光血管造影等新工具的发展可能会改进 IMA 结扎的技术，减少由于肠管血供灌注不足导致的并发症发生率。

已有多项研究量化了 IMA 高位结扎的并发症，同时显示在结直肠癌患者中没有显著的死亡率降低[10,26]。1992 年，Corder 等人发现，接受高位结扎和低位结扎的直肠癌患者在吻合口漏发生率、肿瘤复发率或死亡率方面没有显著差异[16]。2012 年的一项荟萃分析发现，对于憩室病患者，IMA 低位结扎与高位结扎在吻合口漏上没有统计学上的显著差异[22]。然而，一项针对接受开腹左半结肠切除术治疗复杂憩室病患者的随机试验发现，接受 IMA 高位结扎的患者相比接受低位结扎的患者，临床和影像学吻合口漏的发生率显著升高[23]。Sarli 等人比较了接受腹腔镜左半结肠切除术治疗结肠癌的患者与接受相同手术治疗憩室炎或息肉症的患者[17,18]，结肠癌患者接受了 IMA 的高位结扎，在手术后的最初 6 个月内，与因良性疾病接受低位 IMA 结扎的患者相比，有显著更高的腹泻和肛门功能障碍发生率。然而，日本一项针对 100 名接受前切除术治疗的直肠癌患者的随机对照试验发现，高位结扎和低位结扎组在术后 3 个月和 1 年时排便功能或吻合口漏发生率方面都没有显著差异[19]。目前正在进行的 HIGHFLOW 试验就是旨在进一步明确 IMA 高位结扎与低位结扎在腹腔镜直肠全系膜切除术中的肿瘤学获益和手术并发症[20]。

研究证明随着更近端的结扎剩余结肠的血流量逐渐减少，这可能导致近端肠管坏死和吻合口漏[27,48,50]。术中荧光血管造影似乎是一种可行且有用的工具，以减少吻合口漏，还需要进一步研究来确定这项技术是否会减少 IMA 高位和低位结扎所带来的吻合口并发症发生率[21,32]。

最后，结直肠外科医生必须意识到在 IMA 附近解剖时有可能损伤神经的潜在风险。出于肿瘤学目的进行 IMA 的高位结扎将涉及清扫 IMA 起始处及其周围系膜的尖淋巴结。但广泛的解剖可能会破坏交感神经和副交感神经纤维，从而可能导致肠道、膀胱和性功能障碍。然而，尸体研究推测，为避免损伤与 IMA 平行的神经，最安全的结扎水平实际上是在其起始处[30,31]。仔细的解剖不太可能预防所有神经损伤，随后的暂时性功能障碍通常是不可避免的。

手术技术

（一）单孔腹腔镜左半结肠和直肠手术可在右中腹部放置单切口 port

已有关于单孔腹腔镜乙状结肠和直肠切除的报道，我们在此回顾关于 IMA 结扎的最佳手术技术[35-46,57,58]。无论计划在何水平进行 IMA 的结扎，腹腔镜直肠和左结肠切除的开始步骤都是相同的。患者平卧在手术台上，腹腔镜显示器放置在方便观察的位置。如果计划使用管状吻合器或术中行结肠镜检查，鼓励采用截石位。麻醉和消毒铺巾后，主刀医生站在患者的右侧，助手站在左侧。在右中腹部做 3 cm 切口以放置单孔腹腔镜 port，这将有助于 IMA 的结扎[33]。如果计划进行全结肠切除术或次全结肠切除术，单切口 port 可置于脐周，以便更好地进行右结肠切除，或放置在计划造口的位置[59,60]（图 7－1）。采用标准开腹技术逐层进入腹腔。如果 port 平台不包含放置切口保护器，可以另外放置以减少切口感染和种植转移，尽管在腹腔镜手术中的证据尚不确实[61-63,65-67]。用二氧化碳建立气腹，插入腹腔镜镜头和手术器械。使用 30°旋转的 5 mm 镜头可提供满意的视野。进行 SILS 手术时，使用不同长度的器械有助于避免主刀医生的双手相互干扰。然后将患者置于头低脚高的 Trendelenburg 位。

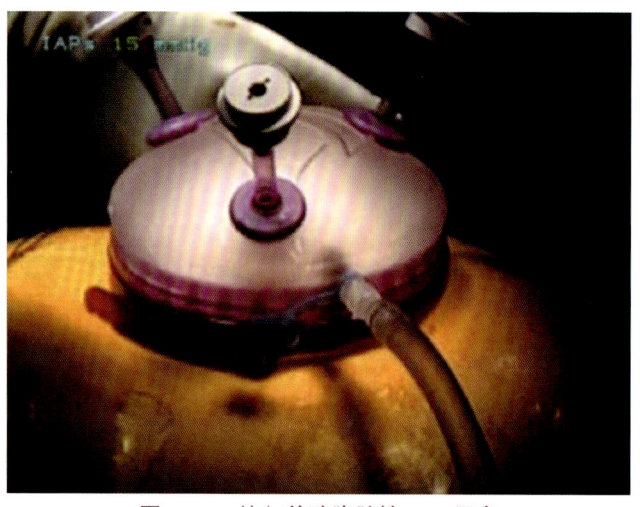

图 7－1 植入单孔腹腔镜 port 平台

（二）向前提起乙状结肠，以给直乙状结肠系膜施加张力

使用肠钳将乙状结肠向前提起，给直肠乙状结肠系膜施加张力。可以在体内放置一条或多条 2－0 丝线作为"悬吊缝线"，将乙状结肠提向至左侧前腹壁。

（三）切开腹膜，然后采用从中间到外侧入路，钝性分离进入骶前间隙

在腹膜反射线中间部位切开。使用钝性分离器械和肠钳钝性分离骶前疏松组织（图 7－2）。要小心，以避免意外损伤骶前间隙里的输尿管和髂血管等结构。

（四）沿直肠右侧的骶前筋膜向侧面和后方解剖

使用能量器械或钝性分离器械沿直肠右侧的后腹膜，向侧面和后方解剖骶前间隙（图 7－3）。

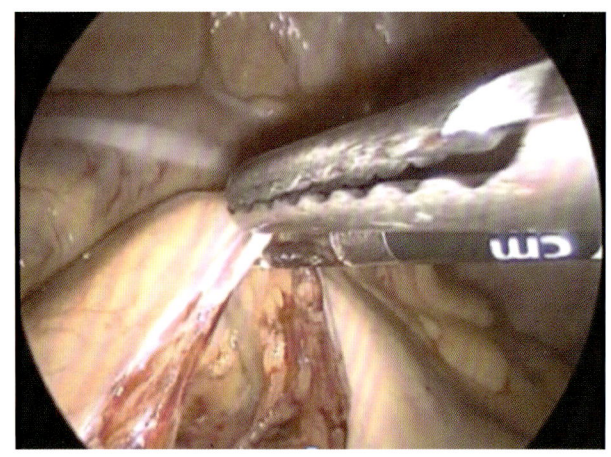

图 7－2 钝性分离到达骶前间隙

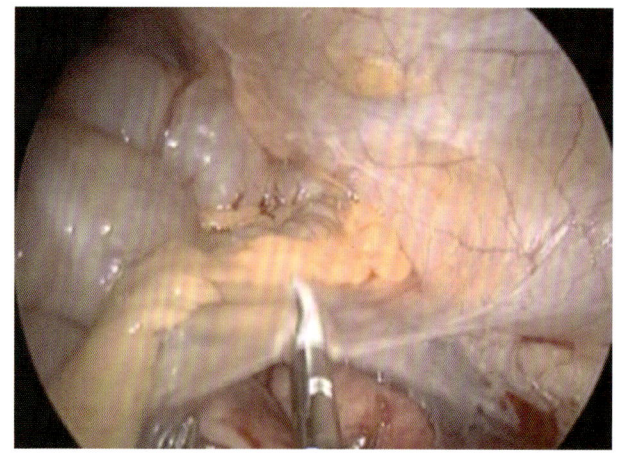

图 7－3 沿直肠右侧的腹膜缘进行解剖游离

（五）沿着骶前筋膜向内侧和后方解剖至直肠的左侧

向内侧和后方解剖至直肠的左侧，以创造更多空间。

（六）向上解剖，将后腹膜与乙状结肠系膜分离，保留 Toldt 筋膜

沿着骶前间隙进一步向上解剖将后腹膜与乙状结肠系膜分离。这次解剖应沿着胚胎平面进行，保留 Toldt 筋膜。

（七）在骶前侧腹膜空间内识别左输尿管并避免损伤髂血管

此时，左侧输尿管位于解剖区域内。此处要小心识别左侧输尿管以防止意外损伤结扎（图 7－4）。

（八）在肠系膜下动脉上方和下方切开腹膜，解剖至可见左结肠动脉的起始部

在肠系膜下动脉上方和下方划开腹膜，继续解剖直至看到肠系膜下动脉和左结肠动脉。使用钝性器械，采用三角法分离，将后腹膜向下拨，并打开平面间隙。

（九）可选：选择性清扫肠系膜下动脉根部淋巴结

外科医生可以酌情进行 IMA 根部尖淋巴结的选择性清扫。此时必须注意识别和避免损伤肠系膜下丛。

（十）结扎肠系膜下动脉（IMA）

使用腹腔镜能量器械、血管封闭器或血管夹在左结肠动脉分支的上方或下方结扎 IMA[24]。对于高位结扎，我们建议在 IMA 距主动脉起点 2 cm 内进行结扎。肠系膜下静脉（IMV）在胰腺下缘附近以类似方式结扎。对于低位结扎，在左结肠动脉起点远端使用血管夹、双极血管封闭器、超声手术刀或闭合器结扎 IMA。不清扫尖淋巴结，保持左结肠动脉的血流（图 7-5）。外科医生可以选择在左结肠动脉分支远端的另一个位置结扎和切断 IMA（图 7-6）。

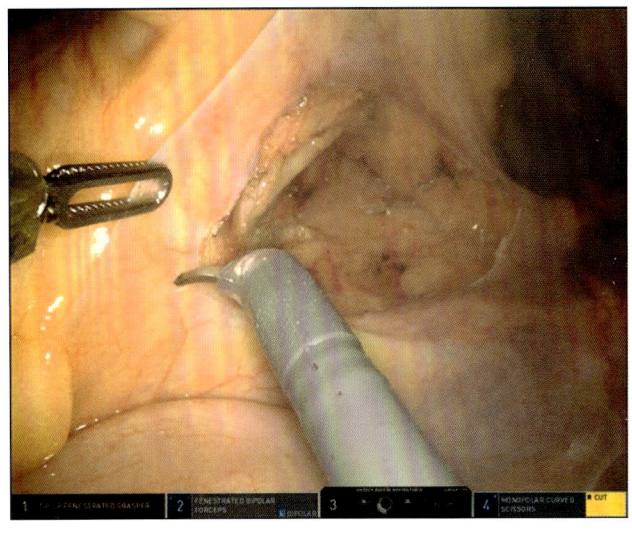

图 7-4　识别左侧输尿管以避免损伤

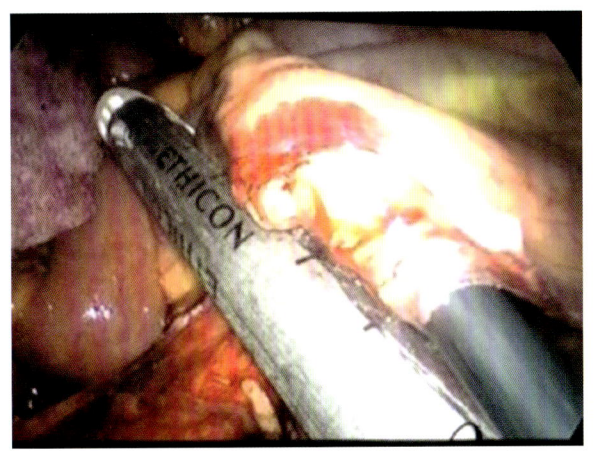

图 7-5　高位结扎肠系膜下动脉

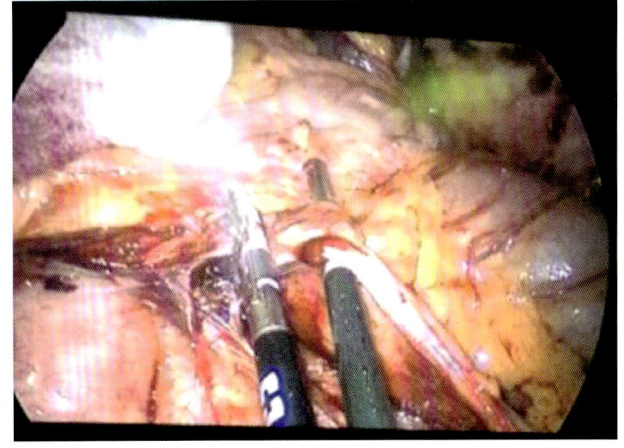

图 7-6　低位结扎肠系膜下动脉（在左结肠动脉分支远端）

一些作者甚至通过定义保留左结肠动脉起源的结扎，根据距离结肠边缘的距离，创造了"中"和"低"结扎的术语[21]。

如果在吻合时不需要保留很长的肠管，且手术针对的是良性疾病无须淋巴结清扫，则可以采用低位结扎以保证吻合口血供。低位结扎甚至可以在直肠上动脉水平进行，以保留一些乙状结肠动脉。这是针对良性疾病直肠切除术的一个有用改进。有时为了保证吻合口无张力，可能需要游离脾曲以获得足够长度的肠管。如果在游离脾曲后肠管长度仍不足以吻合，此时可能需要更近端结扎肠系膜下动脉[29]。

（十一）在血管结断扎后继续进行结直肠切除和吻合口的重建

总　结

肠系膜下动脉的结扎可以在紧贴主动脉的起始部、左结肠动脉近端或左结肠动脉分支远端的几个位置进行。在单孔腹腔镜手术中，就像在传统的开放手术或腹腔镜手术中一样，关于 IMA 结扎水平的决定是基于手术指征、技术限制和解剖考虑的影响。尽管在肿瘤患者中通常采用 IMA 高位结扎，但与低位结扎相比，其对生存获益的研究结果并不一致。一项正在进行的随机对照试验正在对比低前切除术中 IMA 高位结扎与低位结扎。在良性疾病的外科切除中，必要时也可高位结扎 IMA 以去除吻合口不必要的张力。有经验的外科医生需要了解 IMA 高位结扎的额外风险以及如何操作以将血管、泌尿系统和神经系统的意外损伤降到最低。保持吻合口充足的血流灌注是预防术后并发症的关键，新的血流灌注成像技术的研发和使用可能带来获益。

〔克里斯托弗·F. 麦克尼克兰德　欧凡克　巴尔达奇奥卢〕

参考文献

［1］ Keighley MRB，Williams NS，Church JM，Pahlman L，Scholefield JH，Scott NA. Anatomy and physiology investigations. In：Keighley MRB，Williams NS，Church JM，Pahlman L，Scholefield JH，Scott NA，editors. Surgery of the anus，rectum，and colon. 3rd ed. London：Elsevier；2008. p. 1 - 45.

［2］ Griffiths JD. Surgical anatomy of the blood supply of the distal colon. Ann R Coll Surg Engl. 1956;19(4):241 - 56.

［3］ Drummond H. Some points relating to the surgical anatomy of the arterial supply of the large intestine. Proc R Soc Med. 1914;7(Surg Sect):185 - 93.

［4］ Gourley EJ，Gering SA. The meandering mesenteric artery：a historic review and surgical implications. Dis Colon Rectum. 2005;48(5):996 - 1000.

［5］ Steward JA，Rankin FW. Blood supply of the large intestine：its surgical considerations. Arch Surg. 1933;26(5):843 - 91.

［6］ Morgan CN，Griffiths JD. High ligation of the inferior mesenteric artery during operations for carcinoma of the distal colon and rectum. Surg Gynecol Obstet. 1959;108(6):641 - 50.

［7］ Kim JC，Lee KH，Yu CS，Kim HC，Kim JR，Chang HM. The clinicopathological significance of inferior mesenteric lymph node metastasis in colorectal cancer. Eur J Surg Oncol. 2004;30(3):271 - 9.

［8］ Alici A，Kement M，Gezen C，Akin T，Vural S，Okkabaz N，et al. Apical lymph nodes at the root of the inferior mesenteric artery in distal colorectal cancer：an analysis of the risk of tumor involvement and the impact of high ligation on anastomotic integrity. Tech Coloproctol. 2010;14(1):1 - 8.

［9］ Kanemitsu Y，Hirai T，Komori K，Kato T. Survival benefit of high ligation of the inferior mesenteric artery in sigmoid colon or rectal cancer surgery. Br J Surg. 2006;93(5):609 - 15.

［10］ Hida J，Okuno K. High ligation of the inferior mesenteric artery in rectal cancer surgery. Surg Today. 2013;43(1):8 - 19.

［11］ Surtees P，Ritchie JK，Phillips RKS. High versus low ligation of the inferior mesenteric artery in rectal cancer. Br J Surg. 1990;77(6):618 - 21.

［12］ Lange MM，Buunen M，van deVelde CJ，Lange JF. Level of arterial ligation in rectal cancer surgery：low tie preferred over high tie. A review Dis Colon Rectum. 2008;51(7):1139 - 45.

［13］ Cirocchi R，Trastulli S，Farinella E，Desiderio J，Vettoretto N，Parisi A，et al. High tie versus low tie of the inferior mesen-teric artery in colorectal cancer：a RCT is needed. Surg Oncol. 2012;21(3):e111 - 23.

［14］ PolistenaA，CavallaroG，D'ErmoG，Paliotta A，CrocettiD，Rosato L，et al. Clinical and surgical aspects of high and low ligation of inferior mesenteric artery in laparoscopic resection for advanced colorectal cancer in elderly patients. Minerva Chir. 2013;68(3):281 - 8.

［15］ Slanetz CA Jr，Grimson R. Effect of high and intermediate ligation on survival and recurrence rates following curative resection of colorectal cancer. Dis Colon Rectum. 1997;40(10):1205 - 18.

［16］ Corder AP，Karanjia ND，Williams JD，Heald RJ. Flush aortic tie versus selective preservation of the ascending left colic artery in low anterior resection for rectal carcinoma. Br J Surg. 1992;79(7):680 - 2.

［17］ Sarli L，Pavlidis C，Cinieri FG，Regina G，Sansebastiano G，VeronesiL，et al. Prospective comparison of laparoscopiclefthemi-colectomy for colon cancer with laparoscopic lefthemicolectomy for benign colorectal disease. World J Surg. 2006;30(3):446 - 52.

［18］ Sarli L，Cinieri FG，Pavlidis C，Regina G，Sansebastiano G，VeronesiL，et al. Anorectal function problems after left hemicolec-tomy. J LaparoendoscAdv Surg Tech A. 2006;16(6):565 - 71.

［19］ Matsuda K，Hotta T，Takifuji K，Yokoyama S，Oku Y，Watanabe T，et al. Randomized clinical trial of defaecatory function after anterior resection for rectal cancer with high versus low ligation of the inferior mesenteric artery. Br J Surg. 2015;102(5):501 - 8.

［20］ Mari G，MaggioniD，CostanziA，Miranda A，RigamontiL，Crippa J，et al. High or low inferior mesenteric artery ligation in laparo-scopic low anterior resection: study protocol for a randomized controlled trial (HIGHFLOW trial). Trials. 2015;16:21.

［21］ Jafari MD，Wexner SD，Martz JE，McLemore EC，Margolin DA，Sherwinter DA，et al. Perfusion assessment in laparoscopic left-sided/anterior resection (PILLAR II): a multiinstitutional study. JAm Coll Surg. 2015;220(1): 82 - 92.

［22］ Cirocchi R，Trastulli S，Farinella E，Desiderio J，Listorti C，Parisi A，et al. Is inferior mesenteric artery ligation during sigmoid colectomy for diverticular disease associated with increased anastomotic leakage? A meta-analysis of randomized and non-randomized clinical trials. Color Dis. 2012;14(9):e521 - 9.

［23］ Tocchi A，Mazzoni G，Fornasari V，Miccini M，Daddi G，Tagliacozzo S. Preservation of the inferior mesenteric artery in colorectal resection for complicated diverticular disease. Am J Surg. 2001;182(2):162 - 7.

［24］ Janjua AZ，Moran BJ. Rectal Cancer. In: Phillips RKS，Clark S，editors. Colorectal surgery: a companion to specialist surgical practice. 5th ed. London: Elsevier; 2014. p. 69 - 81.

［25］ Fisher DF Jr，Fry WJ. Collateral mesenteric circulation. Surg Gynecol Obstet. 1987;164(5):487 - 92.

［26］ Candela G，Di Libero L，Varriale S，Manetta F，Giordano M，Maschio A，et al. Effects of high and low ligation on survival in patients operated for colorectal cancer. ChirItal. 2008;60(1):75 - 81.

［27］ Dworkin MJ，Allen-Mersh TG. Effect of inferior mesenteric artery ligation on blood flow in the marginal artery-dependent sigmoid colon. JAm Coll Surg. 1996;183(4):357 - 60.

［28］ PanagouliE，LolisE，VenieratosD. A morphometric study concerning the branching points of the main arteries in humans: relation-ships and correlations. AnnAnat. 2011;193(2):86 - 99.

［29］ Bonnet S，Berger A，Hentati N，Abid B，Chevallier JM，Wind P，et al. High tie versus low tie vascular ligation of the inferior mes-enteric artery in colorectal cancer surgery: impact on the gain in colon length and implications on the feasibility of anastomoses. Dis Colon Rectum. 2012;55(5):515 - 21.

［30］ Nano M，Dal Corso H，Ferronato M，Solej M，Hornung JP，Dei PM. Ligation of the inferior mesenteric artery in surgery of rectal cancer: anatomical considerations. Dig Surg. 2004;21(2):123 - 6. discussion 126 - 7

［31］ Yang XF，Li GX，Luo GH，Zhong SZ，Ding ZH. New insights into autonomic nerve preservation in high ligation of the inferior mesenteric artery in laparoscopic surgery for colorectal cancer. Asian Pac J Cancer Prev. 2014;15(6): 2533 - 9.

［32］ Bae SU，Min BS，Kim NK. Robotic low ligation of the inferior mesenteric artery for rectal cancer using the firefly technique. Yonsei Med J. 2015;56(4):1028 - 35.

［33］ Papaconstantinou HT，Thomas JS. Single-incision laparoscopic colectomy for cancer: assessment of oncologic resection and short-term outcomes in a case-matched comparison with standard lapa-roscopy. Surgery. 2011;150(4): 820 - 7.

［34］ Chin CC，Yeh CY，Tang R，Changchien CR，Huang WS，Wang JY. The oncologic benefit of high ligation of the inferior mesenteric artery in the surgical treatment of rectal or sigmoid colon cancer. Int J Color Dis. 2008;23(8): 783 - 8.

［35］ Kawamata F，Homma S，Minagawa N，Kawamura H，Takahashi N，Taketomi A. Comparison of single-incision plus one additional port laparoscopy-assisted anterior resection with conventional laparoscopy-assisted anterior resection for rectal cancer. World J Surg. 2014;38(10):2716 - 23.

［36］ Osborne AJ，Lim J，Gash KJ，Chaudhary B，Dixon AR. Comparison of single-incision laparoscopic high anterior resection with standard laparoscopic high anterior resection. Color Dis. 2013;15(3):329 - 33.

［37］ Bracale U，Lazzara F，Merola G，Andreuccetti J，Barone M，Pignata G. Single access laparoscopiclefthemicolectomy with or without inferior mesenteric artery preservation: our preliminary experience. Minerva Chir. 2013;68(3):315 - 20.

[38] Sirikurnpiboon S. Single-access laparoscopic rectal cancer surgery using the glove technique. Asian J Endosc Surg. 2014;7(3):206 - 13.

[39] Haas EM, Nieto J, Ragupathi M, Martinez T. Single-incision laparoscopic sigmoid resection: a technical video of a standardized approach. Dis Colon Rectum. 2012;55(11):1179 - 82.

[40] Uematsu D,Akiyama G, Narita M, MagishiA. Single-access lapa-roscopic low anterior resection with vertical suspension of the rectum. Dis Colon Rectum. 2011;54(5):632 - 7.

[41] Bae SU, Baek SJ, Min BS, Baik SH, Kim NK, Hur H. Reduced-port laparoscopic surgery for a tumor-specific mesorectal excision in patients with colorectal cancer: initial experience with 20 consecutive cases. Ann Coloproctol. 2015;31(1):16 - 22.

[42] HamzaogluI, KarahasanogluT, Baca B, Karatas A, AytacE, Kahya AS. Single-port laparoscopic sphincter-saving mesorectal excision for rectal cancer: report of the first 4 human cases. Arch Surg. 2011;146(1):75 - 81.

[43] Bulut O, Nielsen CB,Jespersen N. Single-port access laparoscopic surgery for rectal cancer: initial experience with 10 cases. Dis Colon Rectum. 2011;54(7):803 - 9.

[44] Hua-Feng P, Zhi-Wei J, Gang W, Xin-Xin L, Feng-Tao L. A novel approach for the resection of low rectal cancer. Surg Laparosc Endosc Percutan Tech. 2012;22(6):537 - 41.

[45] Hirano Y, Hattori M, Douden K, Shimizu S, Sato Y, Maeda K, et al. Single-incision plus one port laparoscopic anterior resection for rectal cancer as a reduced port surgery. Scand J Surg. 2012;101(4):283 - 6.

[46] Sirikurnpiboon S, Jivapaisarnpong P. Single-access laparoscopic rectal surgery is technically feasible. Minim Invasive Surg. 2013;2013:1 - 6.

[47] Grinnell RS. Results of ligation of inferior mesenteric artery at the aorta in resections of carcinoma of the descending and sigmoid colon and rectum. Surg Gynecol Obstet. 1965;120:1031 - 6.

[48] Tsujinaka S, Kawamura YJ, Tan KY, Mizokami K, Sasaki J, Maeda T, et al. Proximal bowel necrosis after high ligation of the inferior mesenteric artery in colorectal surgery. Scand J Surg. 2012;101(1):21 - 5.

[49] Adachi Y, Inomata M, Miyazaki N, Sato K, Shiraishi N, Kitano S. Distribution of lymph node metastasis and level of inferior mesenteric artery ligation in colorectal cancer. J Clin Gastroenterol. 1998;26(3):179 - 82.

[50] Fasth S, Hultén L, Hellberg R, Marston A, Nordgren S, Schi? ler R. Blood pressure changes in the marginal artery of the colon following occlusion of the inferior mesenteric artery. Ann Chir Gynaecol. 1978;67(4):161 - 4.

[51] Pezim ME, Nicholls RJ. Survival after high or low ligation of the inferior mesenteric artery during curative surgery for rectal cancer. Ann Surg. 1984;200(6):729 - 33.

[52] Uehara K, Yamamoto S, Fujita S, Akasu T, Moriya Y. Impact of upward lymph node dissection on survival rates in advanced lower rectal carcinoma. Dig Surg. 2007;24(5):375 - 81.

[53] Moynihan BGA. The surgical treatment of cancer of the sigmoid flexure and rectum. Surg Gynecol Obstet. 1908;6: 463 - 6.

[54] Grinnell RS, Hiatt RB. Ligation of the interior mesenteric artery at the aorta in resections for carcinoma of the sigmoid and rectum. Surg Gynecol Obstet. 1952;94(5):526 - 34.

[55] Grinnell RS. Results of ligation of inferior mesenteric artery at the aorta in resections of carcinoma of the descending and sigmoid colon and rectum. Surg Gynecol Obstet. 1965;120:1031 - 6.

[56] Gabriel WB, Dukes C, Bussey HJ. Lymphatic spread in cancer of the rectum. Br J Surg. 1935;23:395 - 413.

[57] Takemasa I, Sekimoto M, Ikeda M, Mizushima T, Yamamoto H, Doki Y. Video. Transumbilical single-incision laparoscopic surgery for sigmoid colon cancer. Surg Endosc. 2010;24(9):2321.

[58] Bucher P, Pugin F, Morel P. Single-port access laparo-scopic radical left colectomy in humans. Dis Colon Rectum. 2009;52(10):1797 - 801.

[59] Hirano Y, Hattori M, Sato Y, Maeda K, Douden K, Hashizume Y. Concurrent single-incision laparoscopic right hemicolectomy and sigmoidectomy for synchronous carcinoma: report of a case. Indian J Surg. 2013;75(Suppl 1): 293 - 5.

[60] Geisler DP, Condon ET, Remzi FH. Single incision laparoscopic total proctocolectomy with ileopouch analanastomosis. Color Dis. 2010;12(9):941 - 3.

[61] Seow-Choen F，Wan WH，Tan KY. The use of a wound protector to prevent port site recurrence may not be totally logical. Color Dis. 2009;11(2):123 – 5.

[62] Curet MJ. Port site metastases. Am J Surg. 2004;187(6):705 – 12. 63. Zanghì A，Cavallaro A，Piccolo G，Fisichella R，DiVitaM，Spartà

[63] D，et al. Dissemination metastasis after laparoscopic colorectal surgery versus conventional open surgery for colorectal cancer: a metanalysis. Eur Rev Med Pharmacol Sci. 2013;17(9):1174 – 84.

[64] McDermott FD，Heeney A，Kelly ME，Steele RJ，Carlson GL，Winter DC. Systematic review of preoperative, intraoperative and postoperative risk factors for colorectal anastomotic leaks. Br J Surg. 2015;102(5):462 – 79.

[65] Reid K，Pockney P，Draganic B，Smith SR. Barrier wound protection decreases surgical site infection in open elective colorectal surgery: a randomized clinical trial. Dis Colon Rectum. 2010;53(10):1374 – 80.

[66] Kercher KW，Nguyen TH，Harold KL，Poplin ME，Matthews BD，Sing RF，et al. Plastic wound protectors do not affect wound infection rates following laparoscopic-assisted colectomy. Surg Endosc. 2004;18(1):148 – 51.

[67] MihaljevicAL，Müller TC，Kehl V，Friess H，Kleeff J. Wound edge protectors in open abdominal surgery to reduce surgical site infections: a systematic review and meta-analysis. PLoS One. 2015 Mar 27;10(3):e0121187.

8　结肠肝曲游离

手术步骤

1. 结扎回结肠血管蒂后，从内侧向外侧游离右半结肠。
2. 于胃大弯中点切开大网膜进入网膜囊。
3. 继续向右侧腹壁方向横向切开大网膜。
4. 分离肝脏、胆囊和/或腹膜后与结肠肝曲的附着组织。
5. 继续沿腹壁切开右半结肠与侧腹壁反折连接处的腹膜。
6. 向后牵拉结肠肝曲和横结肠，直接切断结肠系膜与 Gerota 筋膜和腹膜后的剩余附着组织。

技巧与窍门

1. 如果分离困难或者不能充分牵拉组织，可以从单孔腹腔镜手术转换为减孔腹腔镜手术（通过每次增加一个 port）。

2. 在腔内操作器械有时会出现交叉的情况，尤其是在充分牵拉组织时，这种情况应该被接受，并且术者应该及时调整实现腔外器械的操作自由。

3. 对于肥胖难以充分游离结肠肝曲的患者，应该及时转变为传统的多孔腹腔镜手术。

解剖因素

解剖总述

只有充分游离结肠肝曲才能完整切除标本（包括：右半结肠切除术，扩大的右半结肠切除术或全结肠切除术）或为无张力吻合提供足够的肠管长度（包括左半结肠切除术，扩大的左半结肠切除术，回肠切除术）。结肠肝曲横跨升结肠与横结肠的交界处，这一结构也代表着结肠从腹膜后结构向腹膜内结构的过渡。结肠肝曲位于肝右叶的下方，右肾下极的前方，毗邻十二指肠和胆囊（图 8 - 1）。此区域如有手术史或者炎症会导致肝曲周围的粘连，影响手术分离，例如胆囊切除病史或者反复发作的胆囊炎。

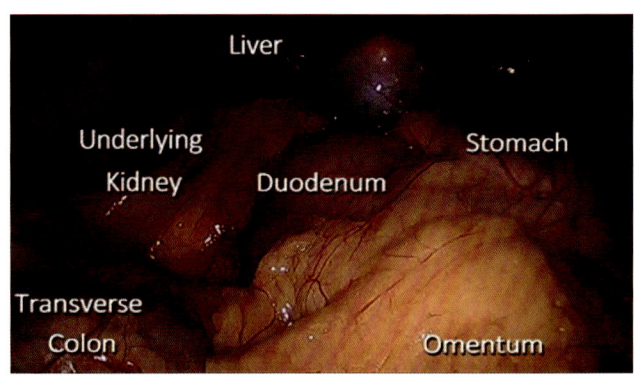

图 8 - 1　结肠肝曲的术中观

韧带解剖

结肠肝曲被支持韧带和组织所包绕。在外侧，结肠肝曲的腹膜与右侧腹壁相连，形成沿右半结肠延伸的 Toldt 白线。结肠肝曲的系膜与横结肠系膜相连，成为小网膜囊的底。肝十二指肠韧带侧向延伸成为肝结肠韧带，即结肠肝曲的悬韧带。右侧的大网膜常附着于腹膜后，在腹腔镜下很难切开。偶尔情况下，结肠肝曲和横结肠可位于肝脏和横膈膜之间，出现间位结肠综合征（Chilaiditi's sign），通常在 X 线平片上偶然被发现。间位结肠综合征在 1910 年被首次描述，这种情况仅发生在总人口数的 0.028%～0.25%[1-4]。间位结肠综合征是由于横结肠悬韧带的松弛或者缺失，也可能与肝镰状韧带的松弛有关。间位结肠综合征多见于结肠冗长或者扩张（例如慢性便秘，吞气症），肝萎缩、膈肌麻痹或腹内空间增加（如腹腔积液、多胎妊娠和肥胖等）[5,6]。在那些智力障碍或者精神分裂症的人群中，间位结肠综合征具有更高的发病率[7]。患者虽然大多数没有症状，但是游离结肠肝曲可能给术者增加了难度，例如结肠肝曲的抬高。

血管解剖

掌握血管解剖结构和变异对于结肠肝曲的安全游离是非常重要的，特别是在进行肿瘤切除时，需要对供血动脉进行高位结扎。右半结肠和横结肠的血管通常发自肠系膜上动脉（SMA）：回结肠动脉，右结肠动脉和中结肠动脉。结肠肝曲的主要供血血管是右结肠动脉和中结肠动脉的右支，然而这些血管的发出位置和血管走行都是高度可变的。右结肠动脉真正从 SMA 发出的概率仅为 10.7%～38%[8-11]。右结肠动脉通常作为回结肠动脉的分支出现，其次是作为中结肠动脉的分支出现。中结肠动脉的位置和走行更加恒定，出现率大于 95% 的个体[8]。然而，中结肠动脉左右分支的汇合点的位置是多变的，距离 SMA 的发出点范围 3～70 mm[8]。在高达 40% 的个体中，它根本没有分支，而是作为肠系膜下动脉或胰腺背侧动脉的分支出现[12]。

技术流程

port 放置

一般情况下，需要游离结肠肝曲的手术我们推荐脐中线位置放置一个单孔 port，这为结肠肝曲的游离提供最佳的视角。如果手术需要进行造口，我们推荐拟造口部位放置单孔 port。腹部右下象限通常为造口位置，此处放置 port 的视角往往使游离变得困难。但是，结肠肝曲的游离仍然可以安全地从该位置的 port 进行。腹部左侧象限同样可以放置 port，例如结肠造口还纳术，在这种情况下，如果需进行无张力吻合或全结肠切除术，必须进行结肠肝曲的游离。

皮肤切口可以根据标本大小或者进行体外吻合所需空间进行设计。通常可以通过 2～3 cm 的皮下筋膜进行剥离，这样大小的切口很容易置入一个小的单孔 port 和器械。切口过大通常导致 port 固定困难，充气泄漏，并且切口大于标本大小是没有必要的。如果发现切口太小，可在保持皮肤切口大小不变的情况下扩大皮下筋膜，因为皮肤通常比筋膜更容易拉伸。

外部操作空间的优化

可以采用以下几种技术来优化外部操作空间并最大限度地减少器械的内部碰撞。使用 90°光缆设备、不同长度的器械和带有网纹手柄的器械，可以使外科医生的双手彼此之间以及与扶镜手之间保持偏移。同样需重点了解的是从单孔 port 进入充分暴露结肠肝曲与传统腹腔镜入路有很大差别，在某些情况下与术者的空间感觉是相反的。器械在腔内的交叉有时是不可避免的，可以为术者提供外部操作的自由，特别是当需要大幅牵拉组织时。然而，术者和助手都应该明白，碰撞是不可避免的，需要采取一些解决的措施来克服。

内部操作空间的优化

腔内操作空间有时受到器械和镜头以及患者自身因素的限制。使用角度腹腔镜（30°镜或者镜头倾斜）和器械在腹腔内的交叉均有助于克服单孔技术带来的局限性。由于目标解剖结构靠近切口，或者由于有限的腹部区域和port放置位置，从而使得游离难度增加，例如从中线部位打开小网膜囊时经常遇到困难，这时可以通过向上牵拉port来克服，这可以通过抬升腹壁来创造出几厘米的额外操作空间。

患者的选择也是单孔入路成功完成结肠肝曲游离需要考虑的重要因素。内脏肥胖患者更可能需要转变为传统的多孔腹腔镜手术[13]。大多数人采用BMI作为患者肥胖的指标，然而，内脏脂肪面积与体表面积的比值比BMI能更准确地估计内脏脂肪[14]。尽管没有必要为每个患者计算内脏肥胖的程度，但可以从患者术前CT扫描中直观地评估内脏肥胖程度。

需要注意的是，无论是什么原因发现分离或者游离结肠肝曲是不安全的，或者过于困难，或者组织无法充分牵拉，可以在维持减孔策略的情况下增加额外的戳卡孔。在远离中线切口的部位（如腹壁右下象限）放置5 mm套管针，或者2 mm的抓钳，可用于牵拉大网膜或者结肠，为困难的结肠肝曲游离提供合适的角度。在大多数情况下，单孔腹腔镜手术可以顺利完成，而不需要转换到传统的腹腔镜或者开放手术。

操作的扩展步骤

（一）打开网膜囊

游离结肠肝曲前，首先需要确认右半结肠内外侧已经充分游离和回结肠血管已经处理完毕。接下来由胃大弯中点进入网膜囊，将胃向前和头端牵拉，通过切断胃结肠韧带，进入网膜囊。此操作步骤中要小心，避免损伤胃或损伤胃大网膜血管，该操作使网膜保留在结肠及切除的标本上。另一种方法是标本中不带有网膜，方法是将大网膜从标本中向后牵拉，进入靠近横结肠的网膜囊。通过观察胃的后侧面和与先前的内侧到外侧的平面，确认进入网膜囊。

（二）向右侧腹壁进行剥离

从切开的网膜囊入口开始，继续横向切开胃结肠韧带至右腹壁。这一过程包括继续分离结肠肝曲与肝脏（包括肝镰状韧带和胆囊）的附着组织。这一步骤的难度关键取决于患者的解剖结构和先前是否存在肝脏或胆囊手术史。当从网膜囊向右侧腹壁游离时，手术平面可能会变得不清晰，会出现定向障碍。为了始终保持正确的层面，在横断大网膜之前，采用钝性分离的方式将横结肠系膜与大网膜分开。这将有助于避免无意中分离至结肠系膜或者腹膜后。同时，还必须非常小心，以避免损伤十二指肠和胰腺，包括能量平台的热损伤。

（三）沿外侧腹膜反折面分离

将结肠肝曲与上腹部结构分离后，剥离平面将延伸至右半结肠腹膜外侧反折面，并与下方先前的内侧至外侧剥离平面相延续。

（四）在右半结肠外侧反折处继续沿腹壁进行腹膜的切除

继续采用钝性和锐性分离相结合的方式从尾侧沿腹壁进行分离，直到结肠肝曲被完全游离。在大多数情况下，结肠肝曲的游离是右半结肠切除术的一部分，因此应该继续从尾侧拓展Toldt白线直到整个升结肠和末端回肠被游离。

（五）向后牵拉结肠肝曲和横结肠，分离结肠系膜与Gerota筋膜和腹膜后的剩余附着组织

由腹壁从尾侧和内侧牵拉结肠肝曲时，横断外侧腹膜附着组织。如果结肠没有完全游离，确定并且分离结肠系膜与Gerota筋膜或者腹膜后剩余相连组织。

〔杰米·E. 桑切斯〕

参考文献

[1] Chilaiditi D. Zur Frage der Hepatoptose und Ptose im allgemeinen im Anschluss an drei F～ille von tempor～irer, partieller Leberverlagerung. Fortschr Geb Rontgenstr Nuklearmed Erganzungsband. 1910－1911;16:173－208.

[2]　Torgersen J. Suprahepatic interposition of the colon and volvulus of the cecum. Am J Roentgenol Radium Ther. 1951;66(5):747-51.

[3]　Behlke FM. Hepatodiaphragmatic interposition in children. Am J Roentgenol Radium Ther. 1964;91:669-73.

[4]　Kolju KJ. Roentgen diagnosis of hepatodiaphragmatic interposition of the large intestine. Am J Roentgenol Radium Ther. 1938;39:928-36.

[5]　Risaliti A, De Anna D, Terrosu G, Uzzau A, Carcoforo P, Bresadola F. Chilaiditi's syndrome as a surgical and non-surgical problem. Surg Gynecol Obstet. 1993;176(1):55-8.

[6]　Flores N, Ingar C, Sánchez J, Fernandez J, Lazarte C, Medina M, et al. The Chilaiditi syndrome and associated volvulus of the transverse colon [in Spanish]. Rev Gastroenterol Peru. 2005;25(3):279-84.

[7]　Lekkas CN, Lentino W. Symptom-producing interposition of the colon. Clinical syndrome in mentally deficient adults. JAMA. 1978;240(8):747-50.

[8]　Garcia-Ruiz A, Milsom JW, Ludwig KA, Marchesa P. Right colonic arterial anatomy: implications for laparoscopic surgery. Dis Colon Rectum. 1996;39(8):906-11.

[9]　Peters RW, Barrels TL. Minimally invasive colectomy: are the potential benefits realized? Dis Colon Rectum. 1993;36(8):751-6.

[10]　VanDamme JP, Bonte J. Vascular anatomy in abdominal surgery. Germany: Thieme Medical Publishers; 1990.

[11]　Michels NA. Blood supply and anatomy of the upper abdominal organs. Philadelphia: Lippincott; 1955.

[12]　Yada H, Sawai K, Taniguichi H, Hoshima M, Katoh M, Takahashi T. Analysis of vascular anatomy and lymph node metastases warrants radical segmental bowel resection for colon cancer. World J Surg. 1997;21(1):109-15.

[13]　Chen WT, Chang SC, Chiang HC, Lo WY, Jeng LB, Wu C, et al. Single-incision laparoscopic versus conventional laparoscopic right hemicolectomy: a comparison of short-term surgical results. Surg Endosc. 2011;25(6):1887-92.

[14]　Seki Y, Ojue M, Sekimoto M, Takiguchi S, Takemasa I, Ikeda M, et al. Evaluation of the technical difficulty performing laparoscopic resection of a rectosigmoid carcinoma: visceral fat reflects technical difficulty more accurately than body mass index. Surg Endosc. 2007;21(6):929-34.

9 结肠脾曲的游离方法

手术步骤

1. 通过脐（或造口部位）放置 port，并可选择脐上增加一个 5 mm port。
2. 探查和游离大网膜和小肠（右低，适度头低脚高位）。
3. 内侧至外侧游离（右低，适度头低脚高位）。
4. 外侧分离（右低，适度头低脚高位）。
5. 结肠系膜上入路（右低，适度头低脚高位）。

技巧与窍门

1. 手术开始时，合适的患者体位可以确保最佳的左侧结肠系膜暴露。这也有助于防止患者从手术床上跌落。

2. 当打开十二指肠系膜韧带后，开始肠系膜下静脉下方的分离时，必须注意避免进入腹膜后，腹膜后的左侧性腺静脉、输尿管，甚至左肾静脉显露后很容易被损伤。即使在肥胖患者中，这里的结肠系膜也比其他主要血管外膜薄得多。较瘦的患者，常出现与主动脉平行走行的淋巴管，其上方为切开线。

3. 肠系膜动脉很少弯曲，但必须熟悉存在的解剖变异情况，以避免损伤和减少左结肠发生缺血的情况。

4. 为避免损伤胰腺，需确定在其后方的 Toldt 筋膜的走行，因为其是下方分离的止点。接着在胰腺上方继续分离，将横结肠系膜根部离断，进入小网膜囊。

5. 从胰腺底部切开横结肠系膜对于初期的外科医生来说是一个挑战。小网膜囊通常更容易沿着胰腺远端进入，在那里胃和胰腺的附着比较少。如果不能完全进入小网膜囊，但通过分离胃结肠韧带，沿着胰腺的"瘀斑"打开，可以有利于识别正确的平面。

引　言

结肠脾曲的肿瘤切除目前尚没有统一的标准，因为结肠脾曲的肿瘤发病率比结肠其他部位更少见[1]。此外，许多外科医生更倾向于扩大右半结肠切除范围以切除横结肠远端的肿瘤，以避免行结肠脾曲的游离。然而降结肠肿瘤需行左半结肠切除，沿着肿瘤边界进行结肠脾曲的游离可以充分进行淋巴结的清扫。这需要在左半结肠肠系膜起始处进行分离，在胰腺底部分离肠系膜下静脉，分离结肠中动脉左分支，将左结肠动脉与肠系膜下动脉分开，在胰腺底部分离横断横结肠系膜，并沿胃大弯网膜弓进行大网膜切除。此外，乙状结肠应游离到乙状结肠陷窝水平，使结肠拉直，便于横结肠和降结肠进行吻合。缺血性结肠炎和/或伴随的狭窄而切除结肠脾曲的情况更少见（图 9-1）。

更为常见的是，在进行左半结肠和直肠的手术时，需要游离脾曲以提供无张力的吻合和足够的远端血液供应。在应用传统的肿瘤学原理进行左半结肠癌手术时，必须考虑患者的身体情况、疾病状态、合并症以及低位前切除术后的功能影响。乙状结肠通常是一段较易引起病变的肠管，特别是憩室等疾病会引起肠管狭窄和增厚。此外，构建结肠 J 型储袋，需要更加充分地游离结肠，需要更长的结肠，则更应考虑结肠脾曲的游离。最后，我们需要考虑的是，在接受低位盆腔吻合的高危患者中，特别是做过新辅

助放化疗需要行临时回肠造口的患者，port 在术中应如何放置。

为了达到上述的目标，完全游离结肠脾曲至中结肠血管根部，在左结肠动脉的下方高位结扎肠系膜下动脉和胰腺底部结扎切断肠系膜下静脉，这种方法可以最大限度延长结肠长度，并且是游离结肠脾曲所要达到的要求。然而也有一些学者持反对游离结肠脾曲的观点，他们认为游离脾曲是不必要的，并且可能会对远端结肠的血供造成影响。根据我们的经验，我们建议最大限度的结肠脾曲游离标准是由屈氏韧带开始，自内侧至外侧入路。以上操作可以通过多孔腔镜操作，也可以通过减孔腔镜操作。

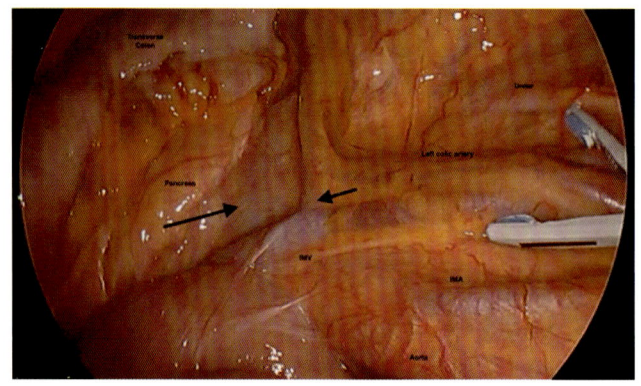

图 9 - 1　游离结肠脾曲需要了解结肠系血管系统以及关键的腹膜后结构，包括左肾静脉（大箭头）。小箭头显示左结肠静脉汇入 IMV，分离 IMV 应在其下方

单孔 port 的放置

单孔结肠手术作为许多非标准化技术中的一种以及其 port 位置的放置目前已经有了很好的描述。对于左半结肠手术，port 一般放置在脐部，耻骨上横切口（Pfannenstiel 切口）和右下腹。接受原发性脾曲肿瘤切除术的患者，最合适的 port 位置是在脐上，根据需要将切口上下延伸。这个位置 port 的操作可以保持足够的长度达到脾曲的顶点，同时仍然可以进入左下腹进行乙状结肠的游离。从这个角度进行乙状结肠直肠的闭合是有困难的，我们建议通过 port 放置闭合器时使用一种由后至前或由前至后的途径，以方便手术的操作。

当行左半结肠切除并进行低位或者高位的盆腔吻合术需游离结肠脾曲时，则根据具体情况灵活放置 port。

利用 Pfannenstiel 切口放置 port 的好处是多方面的，乙状结肠直肠的闭合和标本取出都可以很顺利地完成。此外，Pfannenstiel 切口美容效果最佳，术后切口疝的风险极低。对于那些接受低位前切除术的患者，尤其是那些接受术前化疗，预计会有预防性造瘘的患者，建议在右下腹通过分离肌肉切口放置 port。单孔直肠前切除是可以实施的，并且在许多专家手里可以得到完美操作，但仍有许多挑战。对于体积较大的肿瘤或结肠系膜和/或腹壁肥厚的患者，通过任何单一的 port 提出标本都是具有挑战性的，但可以通过许多商业化的切口保护装置来解决。根据我们的经验，扩大皮下筋膜切口以方便标本的提出，可以避免标本的损伤和系膜的撕脱。结肠近端和远端的腔内吻合可以使标本的提出更加方便。

内侧入路，外侧入路和结肠系膜上入路

过去的 20 年，腹腔镜结直肠手术的技术不断改进和发展。结肠脾曲游离的多种手术入路已经被描述和评估，其命名反映了开始游离的解剖位置。与开放的结直肠手术一样，腹腔镜结直肠手术的早期尝试通常采用外侧至内侧入路途径。可沿乙状结肠隐窝、乙状结肠或降结肠的任何部位开始（图 9 - 2）。一般向内侧牵拉结肠，沿外侧腹壁打开腹膜，使结肠系膜远离后腹膜从而保持 Toldt 筋膜的完整。必须在外侧合适的位置切开腹膜，不能切开太深，避免进入肾脏的后方。尽管外侧入路是比较直观的入路，但它是具有挑战性的，因为这种入路需要外科医生不断地观察结肠，脾曲可能很难分离，尤其是脾曲位置较高时，关键腹膜后结构要到分离的后期才能被观察到。

内侧入路进行左半结肠游离，从结肠系膜根部中线开始分离，沿肠系膜下动脉下方的乙状结肠系膜切开后分离至骶骨岬水平。根据我们的经验，结合左侧结肠系膜的起源原理，也可从肠系膜下静脉下方的屈氏韧带入路开始，这被称为下方入路途径。这两种入路途径都更容易进入腹膜后，通过左半结肠外

侧与腹壁的附着保持左半结肠的悬拉，早期高位结扎结肠主要血管并且及时识别左侧输尿管和性腺血管。对于那些常规行结肠脾曲游离的外科医生，下入路途径越来越受到欢迎。肠系膜下静脉恒定地经过屈氏韧带，使我们能够立即清楚地识别分离的起始点（图9-3）。在胰腺底部进行肠系膜下静脉结扎可以获得最大限度结肠的延伸。此入路可沿胰腺切开横结肠系膜根部，进入小网膜囊，并在后方切开脾肾韧带，确保脾曲的完全游离。

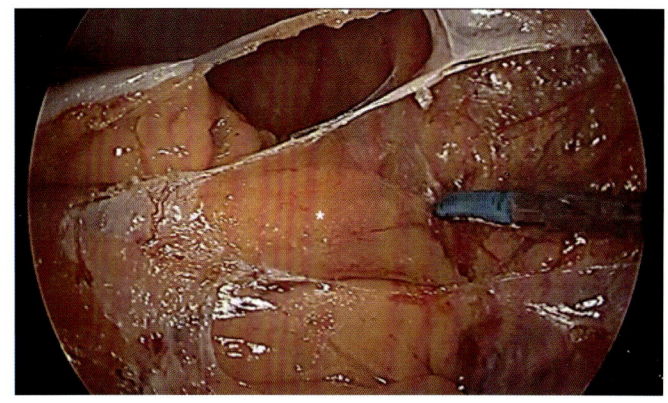

图9-2 通过外侧至内侧入路，可以沿着乙状结肠或降结肠的 Toldt 白线在任何地方开始剥离
       ＊ 在乙状结肠肠系膜上

最后，通过结肠系膜上入路进入毗邻胃网膜血管弓的网膜囊间隙，分离过程中使网膜附着在结肠上，或沿着结肠壁将网膜留在胃上。当存在胃胰粘连时，完整分离后以暴露腹膜后。继续向结肠脾曲和左腹壁方向分离网膜。当网膜囊打开后，外科医生可以清楚地识别胃结肠韧带和网膜脂肪之间的剥离平面，但是当接近结肠脾曲和脾结肠韧带时，剥离平面变得不那么容易区分。确定胰腺位置后，沿着胰腺下缘由横结肠系膜的起点向Toldt 筋膜切开。随后，远端横结肠系膜和左半结肠慢慢地被从腹膜后游离。

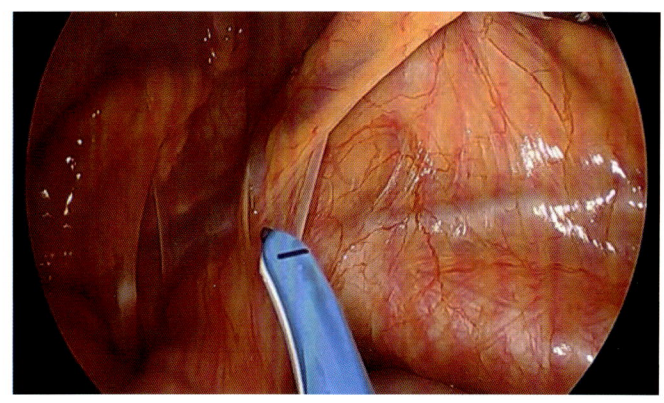

图9-3 当患者处于适当的体位后，肠系膜下静脉很容易被识别

在实践过程中，常规的结肠脾曲游离可能需要同时采用三种入路方式：首先是下（内侧）入路，然后是外侧入路以分离外侧腹膜，最后是通过结肠系膜上入路以完全游离脾曲。在这种循序渐进和有条不紊的方法下进行结肠脾曲游离，可以充分切除肿瘤并识别所有关键解剖结构，从而最大限度地减少术中并发症。

患者体位

将患者置于手术床之前，应检查所有控制装置以确认所有功能正常。患者体位为改良膀胱截石位（modified Lloyd-Davies），并使用市场可销售的 Allen 防滑垫。另外，束缚带应绑于患者胸前，以确保患者在术中变换体位时不会滑落。重要的是，外科医生通过下腹部的 port 进行操作时，患者双腿要外展与躯干平行，防止术中变换体位时发生的碰撞。患者手臂给予填塞，放置凝胶卷或专门的肩部填垫，并使用 hair Hugger（3M，St Paul，MN，USA）或其他保暖装置。患者必须被放置在手术床上足够低的位置，以便术中通过肛管放置吻合器。

手术医生和助手均站在手术台的右侧，扶镜手站于患者两腿之间。腹腔镜显示器放置在手术医生对面患者的左肩上方，当手术分离靠近骨盆时，可以很容易地向下移动患者的左腿。推荐使用30°或45°镜头，而柔性可弯曲的镜头可以为助手带来很大的好处，有助于避免器械内部和外部的碰撞。

port 的放置（仰卧位）

结肠脾曲游离的初始包括先在下腹做一个3～4 cm 的中线切口，放置单孔 port。通过脐部的切口不

仅具有良好的美容效果，并且手术入路、闭合肠管和提出标本具有灵活性。另外，如果在腹壁右下象限预先标记回肠造口部位，也可以使用造口切口或者 Pfannenstiel 切口。另外一个 5 mm 的切口可以设置在耻骨上，用于镜头或助手器械的放置，如果需要也可以作为盆腔引流的位置。

腹腔探查和大网膜小肠的摆放（患者体位为右低，适度头低脚高位）

进行全腹腔探查，仔细检查是否存在结肠外的疾病。患者处于适度头低脚高位体位，并倾斜至右侧，使小肠完全移至右侧腹部。大网膜因体位处于上方，并推向横结肠头端。识别经十二指肠隐窝的屈氏韧带和其边缘的肠系膜下静脉（图9-3）。分离从十二指肠左外侧缘至左半结肠系膜的十二指肠系膜韧带，以充分暴露肠系膜下静脉和肠系膜根部（图9-4）。

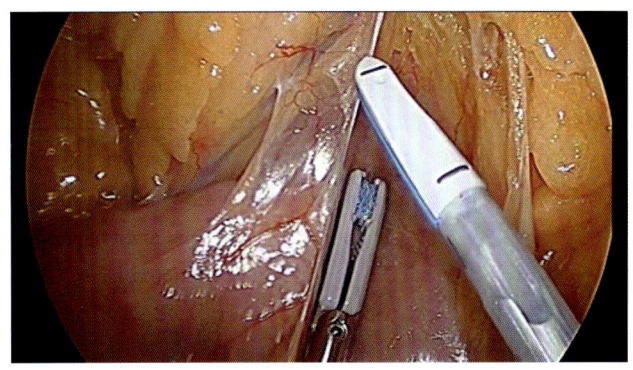

图 9-4　切开十二指肠系膜韧带，开始分离

由内至外分离（患者体位为右低，适度头低脚高位）

抓住肠系膜下静脉并将其拉紧朝向腹壁，肠系膜下静脉下方系膜底部做一横向切口，沿左结肠动脉轮廓与肠系膜下动脉（IMA）连接路径切开 [图9-5（a，b）]。结肠系膜和腹膜后之间的正确平面很容易被识别，在 Gerota 和 Toldt 筋膜的顶部之间由内侧至外侧进行剥离，直至胰腺下缘。值得一提的是要尽可能远地从结肠到侧腹壁和脾曲的下方进行分离 [图9-6（a，b）]。左手钳最初抓住肠系膜边缘，然后双手不断地将器械移到肠系膜下，托起肠系膜，右手向下钝性分离，提供反向牵拉，逐渐向外侧分离。

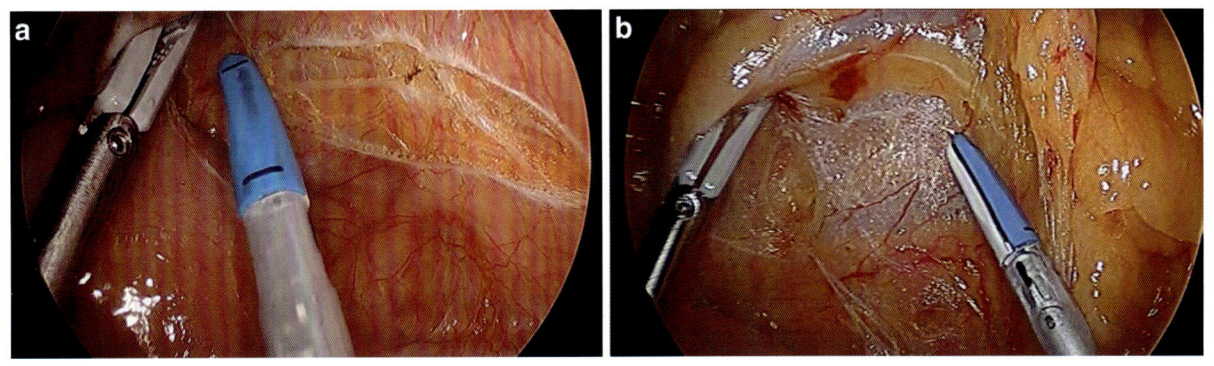

图 9-5　(a，b) 首先在肠系膜下静脉下方系膜做一横向切口，并继续在左结肠动脉下方进行剥离

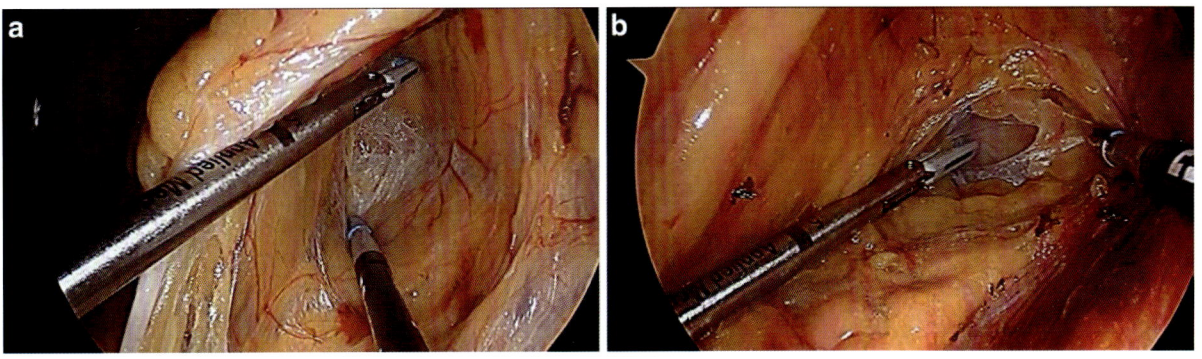

图 9-6　(a，b) 由内侧至外侧进行剥离，将结肠 Toldt 和 Gerota 筋膜分离，并向脾曲方向移动

　　沿着 Toldt 筋膜进行剥离将进入胰腺后方，首先是显露脾静脉，然后是动脉。此时应该停止剥离，将分离层面移至胰腺上方，在胰腺上方横结肠系膜根部做一横切口。仔细分离后可进入小网膜囊，然后向胰腺尾部分离断横结肠系膜的其余部分［图 9-7（a～c）］。

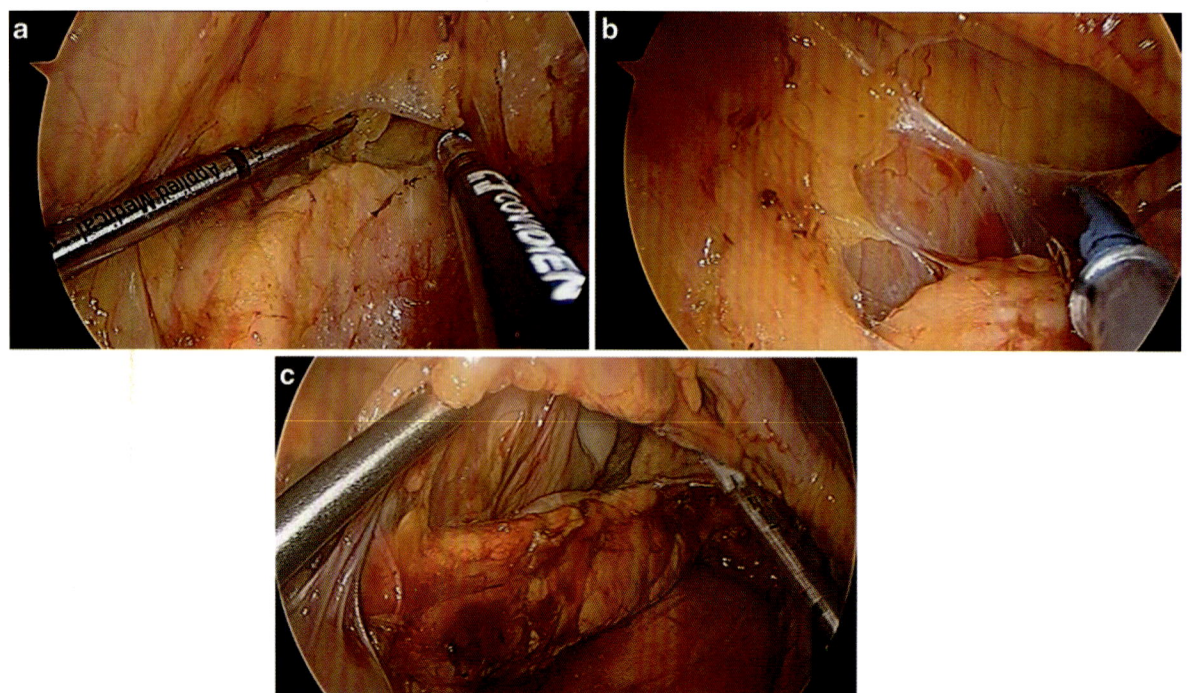

图 9-7　（a～c）到达胰腺后方时停止剥离，在胰腺底部横结肠系膜根部开一个新切口，进入小网膜囊

　　肠系膜下静脉位于胰腺底部左结肠静脉下方，用生物夹夹闭或能量平台直接离断（图 9-8）。曲张的系膜动脉（图 9-9）也有可能穿过肠系膜下静脉、左结肠动脉和胰腺下缘形成的三角区域。了解和掌握这种解剖变异对维持左结肠的血供至关重要。

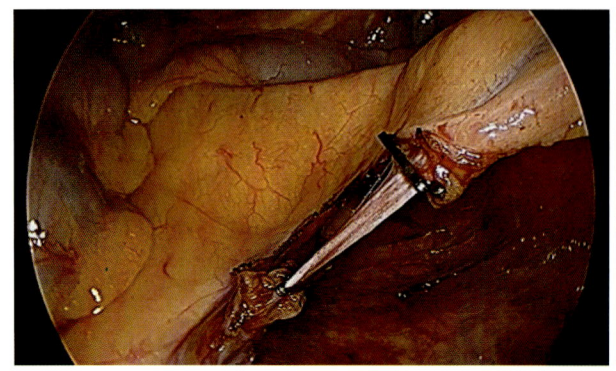 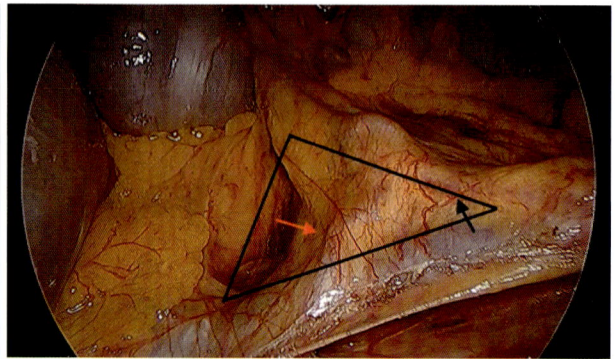

图 9-8　确定肠系膜下静脉的位置并且于胰腺底部左　　　图 9-9　曲张的系膜动脉也有可能穿过肠系膜下静脉、
　　　　结肠静脉下方夹闭或者直接能量平台离断　　　　　　　　　左结肠动脉和胰腺下缘形成的三角区域

　　肠系膜下动脉的起始点下方作为系膜切开起点，继续向下沿着乙状结肠和肠系膜的起始点向骨盆方向分离（图 9-11）。由内侧至外侧入路，结肠系膜从腹膜后经直肠上动脉和静脉被分离，识别腹下神经、左侧输尿管和左侧性腺血管，同时向外侧腹壁进行分离。此时，右手的器械应在直肠上动脉的下方和后方进行操作（图 9-10），显露肠系膜下动脉近端的起始点，生物夹夹闭后用能量平台离断（图 9-11）。此时左结肠动脉也被分离，有利于左半结肠的延伸。并且，左结肠动脉是结肠脾曲肿瘤切除时的重要清扫区域［图 9-12（a～c）］。

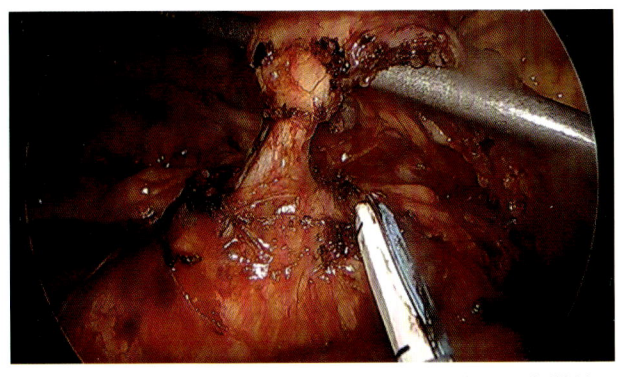

图 9-10 在切开乙状结肠系膜后，可以将能量平台器械
         置于肠系膜下动脉的后面进行操作，使肠系
         膜下动脉充分暴露并分离

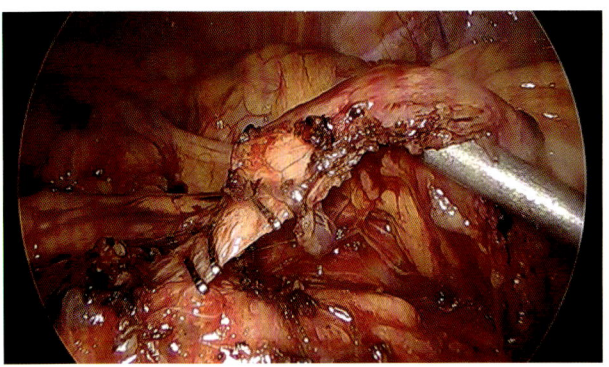

图 9-11 肠系膜下动脉被分离和夹闭

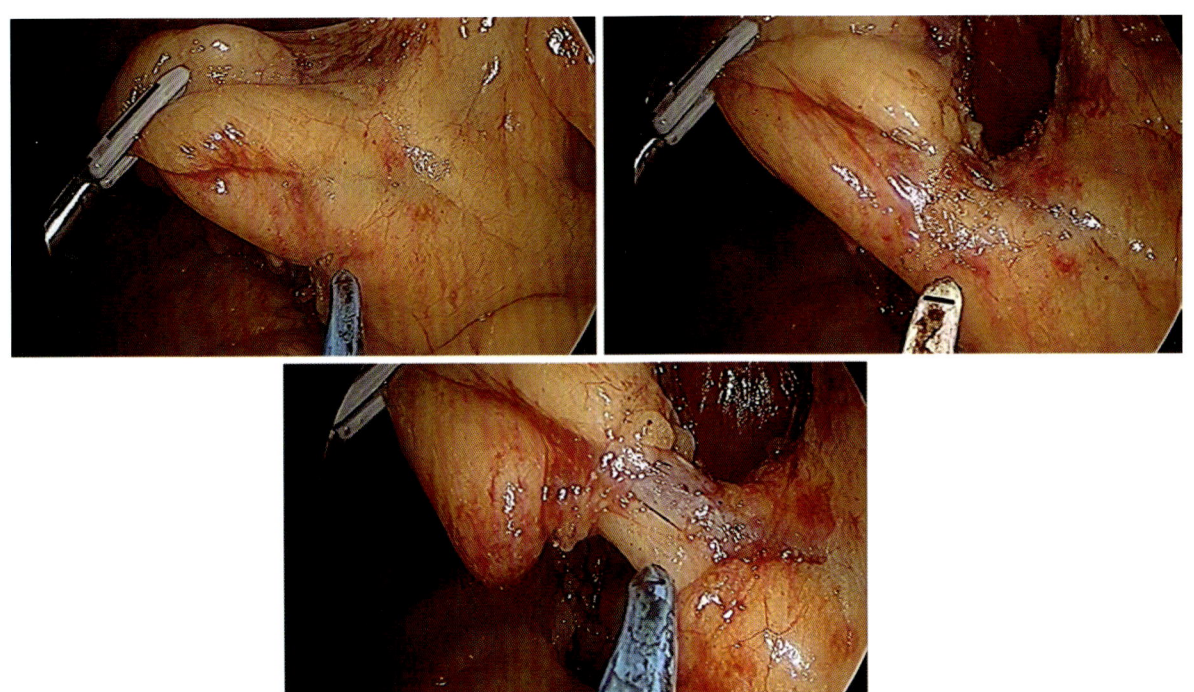

图 9-12 肠系膜内将左结肠动脉与肠系膜下动脉分开，有利于左半结肠的延伸并进行盆腔低位吻合，这也是
         切除结肠脾曲所必需的步骤。识别左结肠动静脉，并在肠系膜下动脉起始部进行分离。正确识别边
         缘血管弓后，向降结肠方向分离其余的降结肠系膜

结肠外侧的分离（患者体位为右低，适度头低脚高位）

左手无损伤肠钳将乙状结肠向内侧牵拉，将乙状结肠系膜与腹膜的附着在之前腹膜后剥离造成的"瘀斑"上切开，使内外两个层面贯通（图 9-13）。通过器械将结肠系膜抓住牵引，沿降结肠外侧边缘切开 Toldt 白线至结肠脾曲处（图 9-14）。如果前期内侧间隙和胰腺后方拓展充分，外侧的分离可以较为容易地延伸至横结肠。

结肠系膜上入路（患者体位为右低，适度头低脚高位）

在大网膜的分离过程中，将横结肠向盆腔方向牵拉，使用第三把器械牵拉大网膜形成三角牵拉，有益于大网膜的切除。这一过程可以通过附加 port 或者单孔 port 装置上进行，单孔 port 装置可以额外容纳一个戳卡孔。手术者面向患者头端，大网膜向横结肠系膜上方牵拉，抓住横结肠肠脂垂或者系膜向下

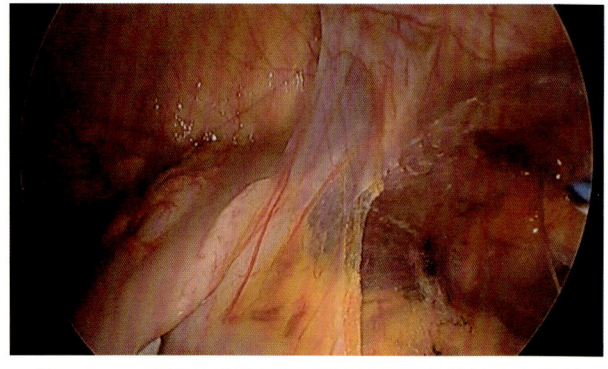 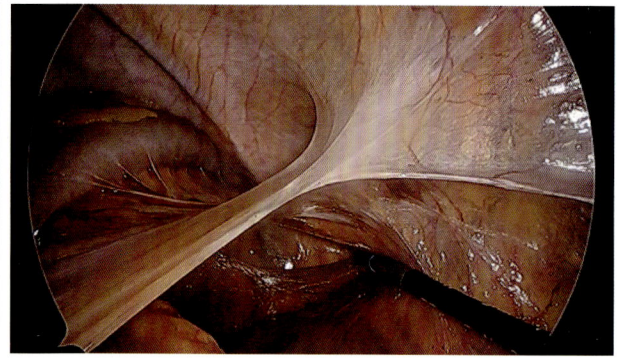

图 9‑13　外侧入路从切开靠近乙状突隐窝的瘀斑开始，并贯通先前内侧剥离的平面　　图 9‑14　沿着降结肠边缘切开白色 Toldt 线到达结肠脾曲

牵拉。术者右手使用能量平台分离大网膜进入网膜囊。一旦进入小网膜囊，可将左手器械置于小网膜囊中进行牵拉［图 9‑15（a，b）］。将大网膜分开后与先前分离的外侧平面相通，识别胰腺下缘的肠系膜平面并切开，再次与先前建立的腹膜后平面相通。最后切开脾结肠韧带，完全游离结肠脾曲至中结肠血管根部（图 9‑16）。或者在靠近胃网膜血管弓附近进行分离，可以快速进入网膜囊，将大网膜和横结肠一起从胃上分离。在进行此方法入路时必须小心，这样结肠脾曲的网膜附着物才不会连接降结肠并阻碍其进入盆腔。

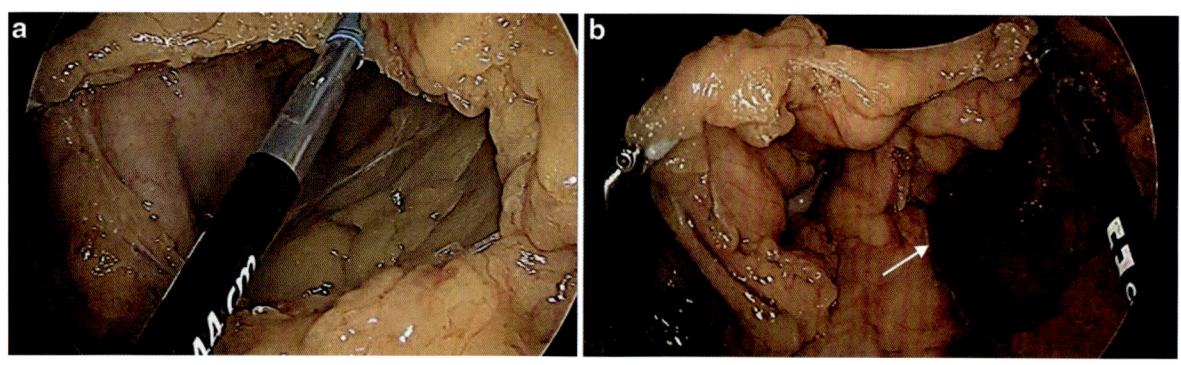

图 9‑15　将胃抬高，用能量装置分离进入小网膜囊。(a) 沿胃网膜血管弓附近切开大网膜，向脾脏方向分离，直到外侧相通完全游离脾曲。(b) 小网膜囊内可见胃（＊），箭头示横切结肠系膜沿底部分开后的胰腺下缘。能量平台正在分离的脾结肠韧带

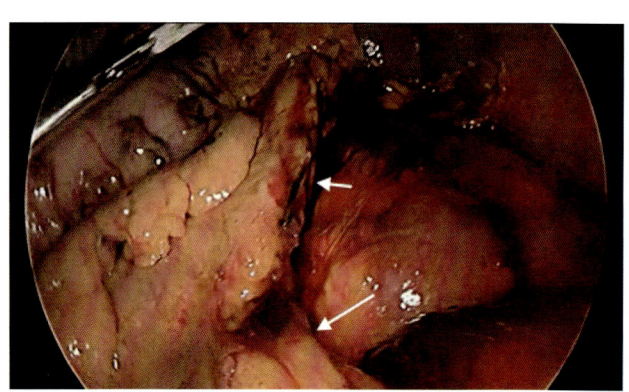

图 9‑16　在沿胚胎平面游离，整个结肠被游离至中结肠血管根部。大箭头示横结肠系膜切口，短箭头示胰腺下缘

总 结

腹腔镜下结肠脾曲游离术需要彻底了解左半结肠系膜及其与左上象限实体器官的关系。一个标准化的技术，需要利用腹腔镜下混合入路的方法，最关键的是充分游离和无张力吻合。

〔马修 艾伯特及马克达科曼吉〕

参考文献

[1] Steffen C,Bokey EL,Chapuis PH. Carcinoma of the splenic flexure. Dis Colon Rectum. 1987;30;872－4.

10　全直肠系膜切除

手术步骤

1. 进腹。
2. 游离左半结肠。
3. 结扎肠系膜下血管。
4. 游离结肠脾曲。
5. 游离直肠。
6. 切断直肠。
7. 取出标本及腔内吻合。

技巧与窍门

1. 谨慎地选择适合的患者和术前评估是 SILS 的关键。
2. 利用正确的患者体位以及产生的重力作用可能更加有利于手术操作。
3. 腔内的器械交叉可以有效克服 SILS 产生的"筷子效应"。
4. 将肠系膜保持在远离解剖区域的位置可以有效减少器械的碰撞。
5. 即使没有助手的牵拉，充分利用体位产生的重力作用也是有利于手术操作的。
6. 术者发现，外侧向中间入路会导致器械碰撞，因为将结肠向内侧牵拉将不可避免地使器械相互靠近。
7. 从内侧向外侧游离时，可以用腹腔镜扇形牵开器或大开口的 Debakey 钳将下垂的肠系膜撑起。
8. SILS 中游离结肠脾曲最好通过内侧入路来实现。在十二指肠、空肠交界处外侧结扎肠系膜下静脉近端有利于脾曲的游离。

9. Brunner 描述了可以使用经腹缝合来牵引乙状结肠[1]（图 10 - 1）。

10. Uematsu 描述了一种垂直悬挂技术，一个可拆卸的肠钳抓住乙状结肠，体外磁铁会产生牵引力进而牵拉直肠。而为了垂直牵拉直肠，我们使用了一种内置缝合线的特制悬挂棒，这样就不需要经腹缝合进行牵拉[2]。

11. Leroy 描述了使用乙状结肠镜定位乙状结肠并通过腔内放置铁砧通过体外磁铁牵拉结肠[3]。

12. SILS 中游离直肠需参考开放和多孔腹腔镜手术全直肠系膜切除的原则。

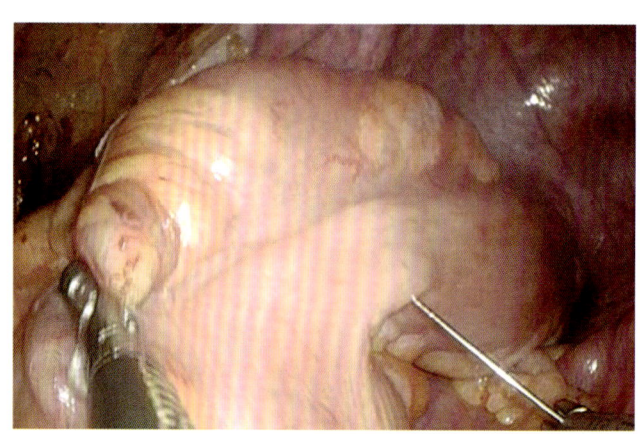

图 10 - 1　应用经腹缝合技术牵引乙状结肠

引　言

1982 年，RJ Heald 发表并倡导直肠全系膜切除技术（TME）用于直肠癌的手术治疗。该技术强调直肠内脏筋膜与盆腔壁筋膜之间的锐性分离，即"神圣平面"，从而保留了自主神经[4]。这项技术大大减少了局部复发率，已成为直肠癌手术的金标准[5]。近二三十年来，微创手术方法在结直肠手术中有了新的进展。通过随机对照试验表明，腹腔镜手术治疗结直肠癌的临床效果良好，且与开放手术治疗结直肠癌的效果相似[6-9]。腹腔镜手术的一些优点包括术后恢复快、伤口疼痛减少、住院时间缩短。对于直肠癌，特别是低位直肠癌患者，人们最初担心其安全性和相对较高的中转开腹率[10]。然而，随后的研究显示直肠癌微创手术，特别是腹腔镜 TME 手术，即使对于低位直肠癌[11-13]，也是一种在肿瘤学上相对安全的治疗方法。现今腹腔镜 TME 现已成为中低位直肠癌的标准手术治疗。

结直肠微创手术的进一步发展旨在减少切口的数量和切口长度，并探索自然腔道手术的可行性。虽然十年前人们就对自然腔道内窥镜手术（NOTES）产生了极大的兴趣，但 NOTES 的广泛应用仍然受到许多问题的限制。然而，单孔腹腔镜手术可以减少腹部切口的数量。在单孔腹腔镜手术中使用脐部切口取标本也被认为是经自然腔道手术的一种形式。

尽管结直肠手术非常复杂，包括多象限解剖、大血管分离和消化道连续性的重建，但 2008 年首次发表了单孔腹腔镜（SILS）右半结肠切除术[14,15]，这项技术后来被证明具有一定的优势，比如与传统的多孔腹腔镜相比，术后疼痛更少，恢复更快[16-18]。但是，当 SILS 应用于直肠手术时，由于狭窄骨盆限制，直肠缺乏多向牵拉，以及不可避免的器械和腔镜的碰撞使该手术变得令人生畏。考虑到这些额外的困难，人们怀疑是否能够像 Heald 所提出的那样，在直视下观察到同样细致的解剖结构。事实上，SILS TME 应该为一组特定的患者所准备，并由在 SILS 技术方面非常熟练的外科医生进行。在本章中，我们将讨论 SILS TME 的技术以及克服难点的手术技巧。

术前评估

中、低位直肠癌患者适用 TME。术前检查与开放或腹腔镜手术相同。术前麻醉评估对患者合并症的评估至关重要。床边直肠指诊可作为获取复杂患者信息的工具，可以确定肿瘤的位置，特别考虑肿瘤与肛门括约肌之间的关系，以及肿瘤的可推动性和肛门张力。结肠镜检查和组织学检查是必要的。术前直肠癌染色标记定位几乎没有价值，因为这些中低位直肠癌可以通过直肠指诊进行评估。临床分期是通过影像学检查获取的，包括腹部增强计算机断层扫描（CT）和骨盆磁共振成像（MRI）。早期病变（T1/T2）可行直肠腔内超声检查。T3 期肿瘤，直肠系膜淋巴结受累，侵犯周围的器官，是新辅助治疗的常见适应证。在这方面，建议由肿瘤学家和放射科专家组织的多学科讨论进行决定。新辅助治疗与手术之间的最佳时间间隔仍有争议，我们至少在放疗完成后 8 周进行手术[19]。

患者选择

SILS 的患者选择标准类似，但比多孔腹腔镜（MLS）更严格。基本优先考虑具有良好体质和肿瘤特征的患者。病态肥胖患者，虽然不是绝对禁忌证，但肯定会增加盆腔肿瘤分离的难度[18,20,21]。心血管合并症或未纠正的凝血功能障碍会使患者不适合 MLS 或 SILS，应谨慎处理病变较大和局部进展的病变的患者，这些患者不适合选择 SILS。病变越大，难度越大，需要更大的切口来取标本，这在一定程度上违背了 SILS 的初衷[22]。若局部进展期肿瘤浸润周围解剖结构，如前列腺，应绝对避免行 SILS。

患者准备

尽管机械肠道准备存在争议[23-25]，但在 TME 中，为了避免造口远端存在粪便，首选机械肠道准备。如果术中需要寻找肿瘤位置，机械肠道准备也有助于术中结肠镜检查。虽然我们在手术前不支持口服抗生素，但在麻醉诱导时需预防性静脉注射二代头孢菌素。同时应进行导尿。深静脉血栓预防是通过间歇气动压迫小腿和低分子量肝素实现的。

患者体位

患者采用改良的截石位，髋部外展并轻微伸展，膝关节屈曲。患者手臂应收好，身体应绑在手术台上，以防止从手术台上滑落。应小心压迫到患者的压力区。骶骨的下部应该位于手术床的远端边缘。

设 备

市场上有多种 SILS 接入设备，以及结合现有 MLS 仪器基础上的创新方法设备。专用 SILS 设备包括 TriPort™ 接入系统（Olympus，日本）、SILS™ 端口（Covidien，美国）、X-Cone（Karl Storz，德国）、OCTO™ 端口（Dalim，韩国）和 GelPOINT 高级接入平台（Applied Medical，美国）。这些设备通常容纳 3～4 个 5～12 mm Port，它们旨在防止进气泄漏，最大限度地减少较小 Port 操作时器械的碰撞，允许最大限度的器械活动范围。这些对于 SILS 手术的成功至关重要。手术过程中自己创造的一些方法包括手套切口保护技术[26,27]，通过单孔 Port 插入多个套管针[1,28]，以及通过 Gelport 插入常规套管针的技术（Applied Medical，USA）[29]。这些方法虽然具有创新性，但在防止进气泄漏和器械碰撞方面不太可靠，在 TME 等技术要求较高的操作中，尽量使用专用的设备。

可偏转腹腔镜的设计解决了腹腔镜与器械同轴的问题。以目前的技术，这些瞄准镜的直径为 5 mm。可偏转尖端 EndoEYE™（Olympus，Japan）和 IdealEyes™ HD 关节腹腔镜（Stryker，USA）是可偏转腹腔镜的代表。更重要的是，提供三维视图的可偏转腹腔镜已经上市。

关节连接或可弯曲的腹腔镜器械已被设计用于解决 SILS 中三角定位缺失的问题。然而，研究未能表明使用铰接器械可以提高 SILS 的手术体验或缩短学习曲线[30,31]。

我们的经验是首选直 10 mm 30°腹腔镜，配有高清摄像机和直腹腔镜器械。同轴对齐的问题可以部分地通过操纵光缆的方向来解决。大多数腹腔镜外科医生都熟悉直的腹腔镜器械，其在 SILS 中使用的可行性在文献中有很好的报道[22,32-34]。虽然使用铰链连接性的器械需要心理适应，但如果外科医生使用他们习惯的器械进行手术，从 MLS 到 SILS 的过渡可能会更顺利。

目前关于 SILS TME 的依据

Hamzaoglu 等人发表了首个直肠癌 SILS 保括约肌的病例系列报道[35]。该系列报道包括两个部分肠系膜切除术和两个 TME 手术。随后，有其他报道显示 SILS TME 是一种可行的手术，其肿瘤根治率与 MLS 相当[27,36,37]。然而，SILS TME 并不是一种非常流行的手术，这可以部分反映在文献中缺乏大规模队列报道。研究表明，SILS 的术后恢复更快，术后疼痛更少，但其中许多报道只包括结肠切除术和直肠高位前部切除术，不包括低位直肠癌病例[38-40]。SILS 直肠切除术的手术时间较长，术中转换为多个 port 的概率也较高[41]。Maggiori 等人的系统综述中报道，MLS 和剖腹手术的转换率分别为 30% 和 3%[42]。除了更高的转换率外，可能需要更多闭合钉来离断直肠[35]。在这种情况下，有些人为此目的设计了使用一个额外 port 的技术，即减孔技术[43]。

经肛全直肠系膜切除术

虽然目前文献中的证据突出了 SILS TME 背后的一些技术问题，但一个可行的解决方案即将出现。Whiteford 首次在尸体上进行了经肛门直肠游离[44]。第一例临床病例后由 Sylla 和 Lacy 团队完成[45]。这是一种创新性的技术，涉及自下而上的直肠解剖方法。初步结果证明了肿瘤根治方面的可行性和安全性[46]。这种技术的潜在优势包括精确确定远端切缘和更好地显示低位直肠解剖结构。远端直肠将预先被离断，避免了在盆腔中用闭合器切断直肠。

首次尝试的医生运用所描述的技术通过 MLS 实现了乙状结肠的游离和血管的离断。直肠解剖使用经肛门部平台进行，类似于 SILS 平台。直肠在肿瘤远端闭合。将直肠周围分开后，直肠被游离，沿着与传统技术相同的无血管平面进行操作（图 10‑2），只不过是相反的方向（图 10‑3）。

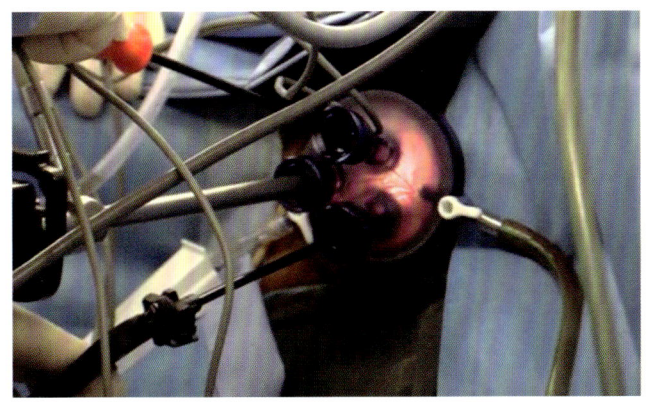

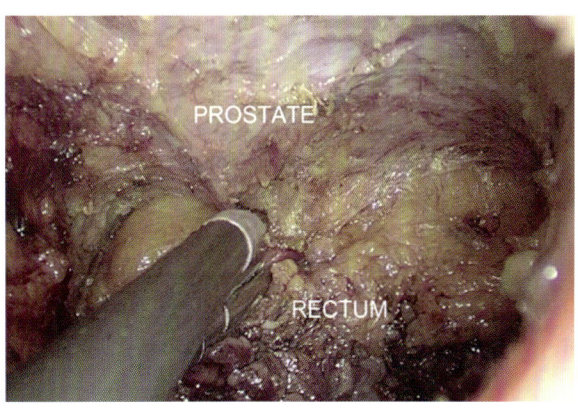

图 10‑2　经肛通道平台　　　　　　　　　　　图 10‑3　经肛直肠清扫

Tuech 首次报道了一例女性患者 SILS 联合经肛直肠切除术[47]。随后，Gaujoux 和 Dumont 发表了类似的病例系列报道，后者包括 4 名男性患者[48,49]。初步结果令人备受鼓舞。Choi 报告了 22 例患者的病例系列报道；中位手术时间 260 min，并发症发生率 4.5％（Clavien‑Dindo Ⅲ级及以上）[50]，中转开腹率为 0％。然而，在最初的报道中，几乎均采用手工缝合的结肠肛管吻合。Velthius 和 Chen 报道了结直肠吻合[51,52]。在我们看来，如果可能的话，我们更倾向于使用器械吻合。这是为了避免超低位吻合术带来的不必要的并发症。手工缝合的结直肠肛管吻合术应留给那些超低位直肠肿瘤患者，这需要在括约肌间隙进行解剖。

经肛门的 TME 可能最终可以解决 SILS TME 的技术限制。这种联合方法可以使外科医生在对低位直肠癌患者进行手术时遵循相同的肿瘤学原则，并且中转开腹率低。

操作的扩展步骤

SILS TME 的原则与开放和腹腔镜相同。操作分为以下几个步骤。

进入腹腔

做一个 3～4 cm 的经脐皮肤纵向切口，通过皮下脂肪切开皮下筋膜和腹膜，进入腹膜腔。为了取出标本，在大多数情况下，筋膜缺损最终被延长至至少 4 cm[22,53,54]。因此，强行追求 2 cm 的小切口是不可取的。插入一个 SILS 装置，然后在 12 mmHg 的压力下注入二氧化碳。当计划做造口时，可以选择使用造口部位进行 SILS 装置的置入（图 10‑4）。

游离左半结肠（视频剪辑♯10‑1）

诊断性腹腔镜检查用于发现任何腹水或远处转移，这意味着因为疾病的播散性，手术策略可

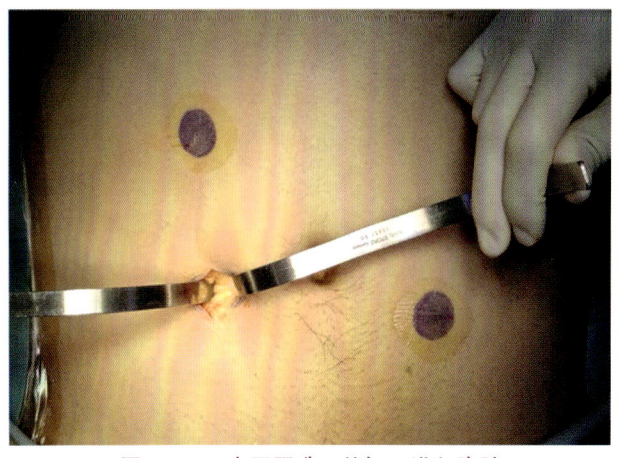

图 10‑4　在回肠造口处切口进入腹腔

能需要改变。患者采用左侧抬高，头低的体位，使小肠位于腹膜腔的右侧。术者通常采用由内侧至外侧入路方法来游离左半结肠。乙状肠系膜向左侧牵拉，使用单极或能量平台装置，在肠系膜底部切开腹膜。在肠系膜上施加适当的张力，一旦腹膜被切开，就会发生气化现象。这有助于识别肠系膜后的天然无血管平面（图 10 - 5）。接着进一步游离无血管平面。这应该是一个无血的操作步骤，出血通常意味着不正确的解剖平面。腹膜后结构，主要识别和保护左侧输尿管和左侧生殖血管（图 10 - 6）。

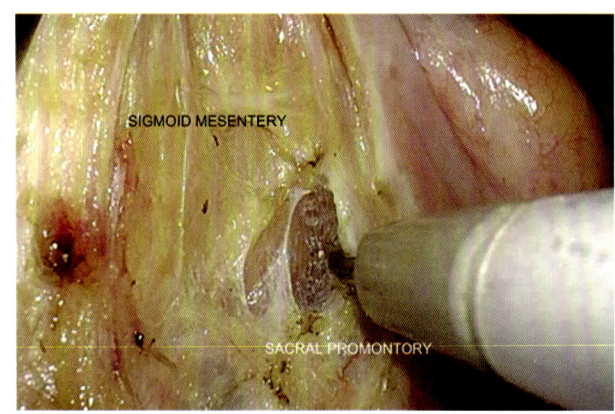

图 10 - 5　乙状结肠系膜与腹膜后之间无血管平面的识别

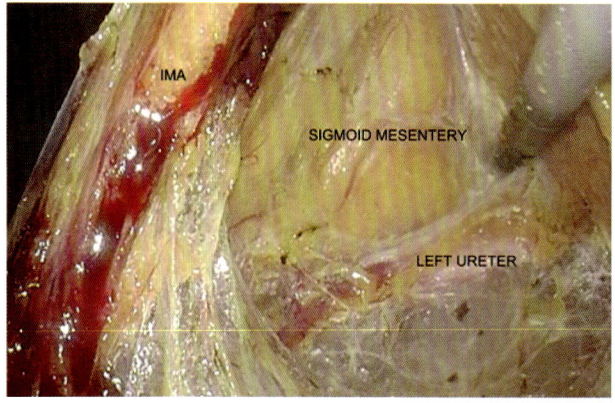

图 10 - 6　左输尿管和肠系膜下动脉（IMA）的识别

结扎肠系膜下血管（视频片段♯10 - 2）

在肠系膜底部被拉紧的管状结构是肠系膜下动脉。它被裸化、结扎和离断（图 10 - 7）。肠系膜下静脉被认为是动脉结扎后的下一个紧绷的管状结构。它位于胰腺的下缘。十二指肠空肠交界处是实现这一目的的重要标志，静脉应位于其外侧（图 10 - 8），将静脉结扎并分离。

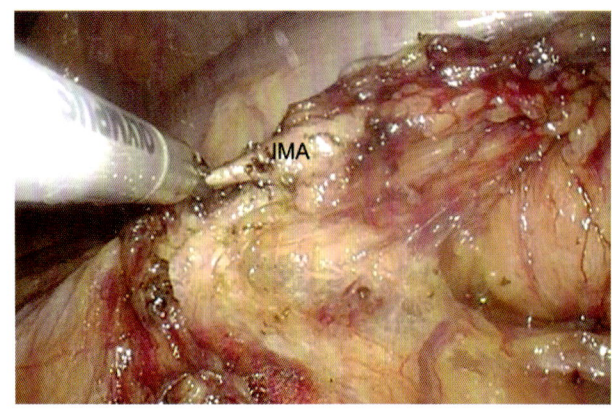

图 10 - 7　双极能量装置对 IMA 的裸化和切断

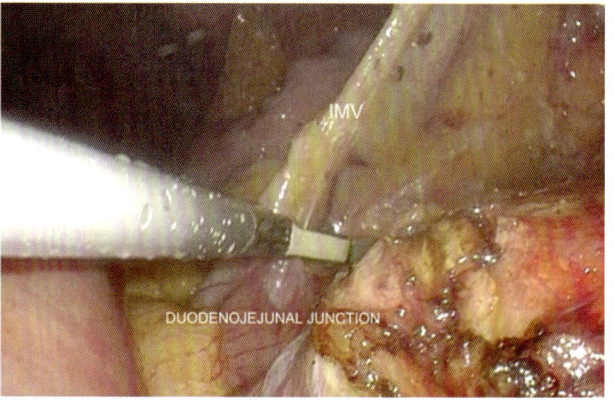

图 10 - 8　识别肠系膜下静脉（IMV）

游离结肠脾曲

在 TME 中，为了避免结肠吻合后张力过高，最好将结肠脾曲游离。此时，进一步在头侧和外侧显示肠系膜后的无血管平面。当在正确平面上进行头侧解剖时，可以看到胰腺与肠系膜的后侧密切相关。应该从肠系膜上切开，进入小网膜囊。这可以看作通过内侧入路来游离结肠脾曲。将乙状结肠向内侧牵拉，然后将腹膜外侧附着处分离（视频片段♯10 - 3）。分离方向向结肠脾曲延伸。应避免暴力牵拉大网膜，以防止脾脏撕裂，无论多么小的脾撕裂，都会影响 SILS 手术和增加中转开腹的风险。相反，大网膜应该向上牵拉，使用重力对结肠进行反向牵拉。将患者置于一个稍微头高的姿势，增加重力的作用。然后，将大网膜附着处锐性分离。这是在两个方向上进行的：从左半结肠向结肠脾曲和从横结肠向结肠脾曲进行。通过先前的内侧游离，再分离外侧和结肠附着组织，结肠脾曲此时应该可以充分游离。

游离直肠 (视频片段♯10‐4)

游离直肠开始于乙状结肠肠系膜后的无血管平面。将患者置于倾斜的"头低脚高体位"。对于女性患者，可以使用缝线悬吊子宫。将乙状结肠向头侧方向牵拉。直肠系膜和直肠骶前筋膜之间松散的组织明显分层，应注意不要撕裂直肠系膜（图 10‐9）。如上所述，出血通常表明解剖平面不正确。在两侧一定程度上沿无血管分离（图 10‐10 和图 10‐11）。当侧壁面不容易识别时，进行前侧游离是可行的（图 10‐12）。直肠应向头后侧方向牵拉，切开覆盖在男性直肠膀胱或女性直肠子宫陷凹上的腹膜。精囊或阴道后面的无血管平面应该很容易辨认。一直分离到盆底。男性前侧肿瘤标本可包括 Denonvillier 筋膜。前后解剖平面明确后，进行直肠外侧的分离。要注意避免损伤直肠后方的下腹神经丛、外侧壁的盆神经丛和前方的前列腺周围神经丛。

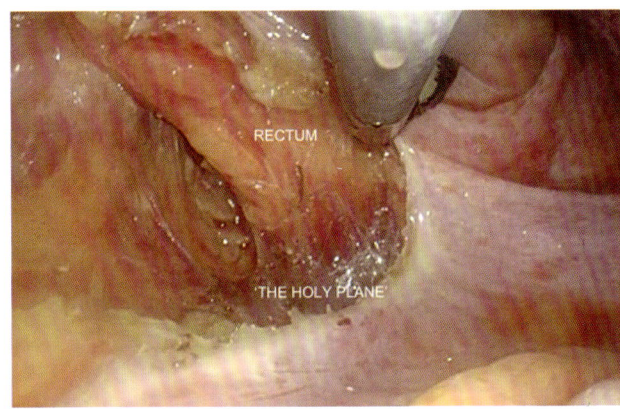

图 10‐9 直肠系膜固有筋膜与骶前筋膜之间的"神圣平面"

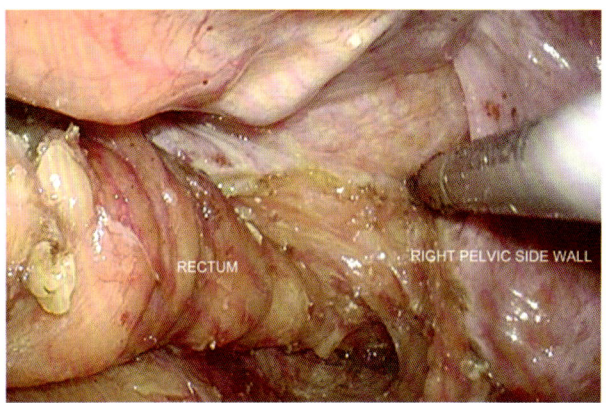

图 10‐10 直肠从右侧骨盆侧壁游离

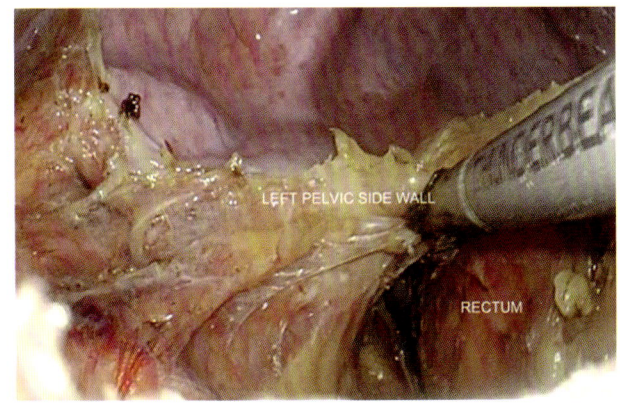

图 10‐11 直肠从左侧骨盆侧壁游离

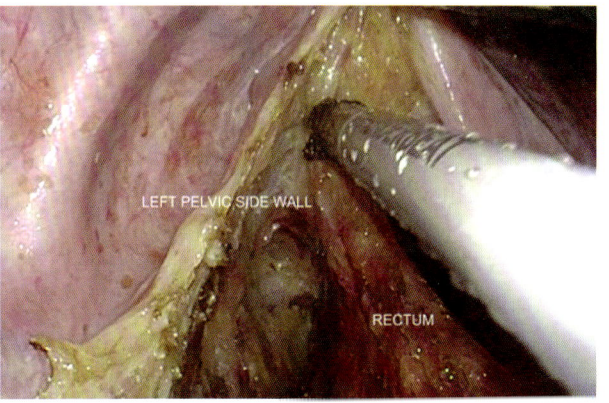

图 10‐12 直肠前方层面

切断直肠 (视频片段 10‐5)

使用可弯曲腹腔镜线性吻合器进行体内直肠横断，例如 EchelonFlex™Endopath® 吻合器（Ethicon，USA）和 EndoGIA™ with Tri-Staple™ 闭合器（Covidien，USA）对直肠近侧和后侧进行牵引。在 MLS 病例中，吻合器通常通过直肠右侧，而 SILS 中通常是通过直肠前方。然后充分利用吻合器，以便前后夹持直肠。在夹紧前进行指诊检查以确认有足够的远端缘。切除直肠远端距离肿瘤最好至少2 cm。直肠残端用 Betadine® 溶液（美国）冲洗。

标本取出及腔内吻合 (视频片段♯10‐6)

标本通过带保护套的单切口取出。在降结肠近端截断肠壁。Drummond 的边缘动脉弓必须保留到离断端。钉砧被固定在离断肠管末端，然后放回腹腔。恢复气腹，环形吻合器例如，DST 系列™EEA™28 mm（Autosuture，Covidien，USA）或 CDH29A（Ethicon，USA）经肛门通过，并进行体内结直肠吻合术。内镜检查吻合口是否出血。检查吻合器中取出的吻合圈是否完整。可进行漏气试验，襻式回肠造口术是可行的。切口局部浸润麻醉后逐层关腹。

结　论

在 SILS 直肠癌手术中，遵循了最初提出的开放手术入路方式，以及后来用于腹腔镜手术的相同原则。这项手术技术难度的增加在于要求严格选择患者以及外科医生需要有娴熟的技术。某些技术有助于解决 SILS 的局限性。经肛直肠手术入路可能是最终的解决方案。

〔傅志聪　刘伟伦〕

参考文献

［1］ Brunner W，Schirnhofer J，Waldstein-Wartenberg N，Frass R，Weiss H. Single incision laparoscopic sigmoid colon resections without visible scar：a novel technique. Color Dis. 2010；12（1）：66 - 70.

［2］ Uematsu D，Akiyama G，Magishi A，Nakamura J，Hotta K. Single-access laparoscopic left and right hemicolectomy combined with extracorporeal magnetic retraction. Dis Colon Rectum. 2010；53（6）：944 - 8.

［3］ Leroy J，Cahill RA，Asakuma M，Dallemagne B，Marescaux J. Single-access laparoscopic sigmoidectomy as definitive surgical management of prior diverticulitis in a human patient. Arch Surg. 2009；144（2）：173 - 9；discussion 9.

［4］ Heald RJ，Husband EM，Ryall RD. The mesorectum in rectal cancer surgery-the clue to pelvic recurrence? Br J Surg. 1982；69（10）：613 - 6.

［5］ Heald RJ，Moran BJ，Ryall RD，Sexton R，MacFarlane JK. Rectal cancer：the Basingstoke experience of total meso-rectal excision，1978—1997. Arch Surg. 1998；133（8）：894 - 9.

［6］ Law WL，Lee YM，Choi HK，Seto CL，Ho JW. Impact of laparo-scopic resection for colorectal cancer on operative outcomes and survival. Ann Surg. 2007；245（1）：1 - 7.

［7］ Laurent C，Leblanc F，Wutrich P，Scheffler M，Rullier E. Laparoscopic versus open surgery for rectal cancer：long-term oncologic results. Ann Surg. 2009；250（1）：54 - 61.

［8］ Clinical Outcomes of Surgical Therapy Study Group，Nelson H，Sargent DJ，Wieand HS，Fleshman J，Anvari M，Stryker SJ，Beart RW Jr，Hellinger M，Flanagan R Jr，Peters W，Ota D. A comparison of laparoscopically assisted and open colectomy for colon cancer. N Engl J Med. 2004；350（20）：2050 - 9.

［9］ Lacy AM，Delgado S，Castells A，Prins HA，Arroyo V，Ibarzabal A，et al. The long-term results of a randomized clinical trial of laparoscopy-assisted versus open surgery for colon cancer. Ann Surg. 2008；248（1）：1 - 7.

［10］ Guillou PJ，Quirke P，Thorpe H，Walker J，Jayne DG，Smith AM，et al. Short-term endpoints of conventional versus laparoscopic-assisted surgery in patients with colorectal cancer（MRC CLASICC trial）：multicentre，randomised controlled trial. Lancet（London，England）. 2005；365（9472）：1718 - 26.

［11］ Kang SB，Park JW，Jeong SY，Nam BH，Choi HS，Kim DW，et al. Open versus laparoscopic surgery for mid or low rectal cancer after neoadjuvant chemoradiotherapy（COREAN trial）：short-term out-comes of an open-label randomised controlled trial. Lancet Oncol. ［2010；11（7）：637 - 45.

［12］ Lujan J，V alero G，Hernandez Q，Sanchez A，Frutos MD，Parrilla P. Randomized clinical trial comparing laparoscopic and open surgery in patients with rectal cancer. Br J Surg. 2009；96（9）：982 - 9.

［13］ van der Pas MH，Haglind E，Cuesta MA，Furst A，Lacy AM，Hop WC，et al. Laparoscopic versus open surgery for rectal cancer（COLOR II）：short-term outcomes of a randomised，phase 3 trial. Lancet Oncol. 2013；14（3）：210 - 8.

［14］ Remzi FH，Kirat HT，Kaouk JH，Geisler DP. Single-port laparos-copy in colorectal surgery. Color Dis. 2008；10（8）：823 - 6.

[15] Bucher P, Pugin F, Morel P . Single port access laparoscopic right hemicolectomy. Int J Color Dis. 2008;23(10): 1013 - 6.

[16] Bulut O, Aslak KK, Rosenstock S. Technique and short-term out-comes of single-port surgery for rectal cancer: a feasibility study of 25 patients. Scandinavian J Surg SJS (Official Organ for the Finnish Surgical Society and the Scandinavian Surgical Society). 2014;103(1):26 - 33.

[17] Champagne BJ, Papaconstantinou HT, Parmar SS, Nagle DA, Y oung-Fadok TM, Lee EC, et al. Single-incision versus standard multiport laparoscopic colectomy: a multicenter, case-controlled comparison. Ann Surg. 2012;255 (1):66 - 9.

[18] Poon JT, Cheung CW, Fan JK, Lo OS, Law WL. Single-incision versus conventional laparoscopic colectomy for colonic neoplasm: a randomized, controlled trial. Surg Endosc. 2012;26(10):2729 - 34.

[19] de Campos-Lobato LF, Geisler DP, da Luz MA, Stocchi L, Dietz D, Kalady MF. Neoadjuvant therapy for rectal cancer: the impact of longer interval between chemoradiation and surgery. J Gastrointest Surg. 2011;15(3):444 - 50.

[20] Gaujoux S, Bretagnol F, Ferron M, Panis Y . Single-incision laparo-scopic colonic surgery. Color Dis. 2011;13(9): 1066 - 71.

[21] Ramos-V aladez DI, Patel CB, Ragupathi M, Bartley Pickron T, Haas EM. Single-incision laparoscopic right hemicolectomy: safety and feasibility in a series of consecutive cases. Surg Endosc. 2010;24(10):2613 - 6.

[22] Leblanc F, Champagne BJ, Augestad KM, Stein SL, Marderstein E, Reynolds HL, et al. Single incision laparoscopic colectomy: technical aspects, feasibility, and expected benefits. Diagn Therapeutic Endosc. 2010; 2010: 913216.

[23] Slim K, Vicaut E, Launay-Savary MV, Contant C, Chipponi J. Updated systematic review and meta-analysis of randomized clinical trials on the role of mechanical bowel preparation before colorectal surgery. Ann Surg. 2009;249 (2):203 - 9.

[24] Jung B, Pahlman L, Nystrom PO, Nilsson E. Multicentre ran-domized clinical trial of mechanical bowel preparation in elective colonic resection. Br J Surg. 2007;94(6):689 - 95.

[25] Contant CM, Hop WC, van't Sant HP, Oostvogel HJ, Smeets HJ, Stassen LP, et al. Mechanical bowel preparation for elective colorectal surgery: a multicentre randomised trial. Lancet (London, England). 2007;370(9605):2112 - 7.

[26] Livraghi L, Berselli M, Bianchi V, Latham L, Farassino L, Cocozza E. Glove technique in single-port access laparoscopic surgery: results of an initial experience. Minim Invasive Surg. 2012;2012:415430.

[27] Sirikurnpiboon S. Single-access laparoscopic rectal cancer surgery using the glove technique. Asian J Endosc Surg. 2014;7(3):206 - 13.

[28] Rieger NA, Lam FF. Single-incision laparoscopically assisted colectomy using standard laparoscopic instrumentation. Surg Endosc. 2010;24(4):888 - 90.

[29] Merchant AM, Cook MW, White BC, Davis SS, Sweeney JF, Lin E. Transumbilical Gelport access technique for performing single incision laparoscopic surgery (SILS). J Gastrointest Surg. 2009;13(1):159 - 62.

[30] Santos BF, Reif TJ, Soper NJ, Hungness ES. Effect of training and instrument type on performance in single-incision laparoscopy: results of a randomized comparison using a surgical simulator. Surg Endosc. 2011;25(12):3798 - 804.

[31] Martinec DV, Gatta P, Zheng B, Denk PM, Swanstrom LL. The trade-off between flexibility and maneuverability: task perfor-mance with articulating laparoscopic instruments. Surg Endosc. 2009;23(12):2697 - 701.

[32] Gaujoux S, Maggiori L, Bretagnol F, Ferron M, Panis Y . Safety, feasibility, and short-term outcomes of single port access colorec-tal surgery: a single institutional case-matched study. J Gastrointest Surg. 2012;16(3):629 - 34.

[33] Velthuis S, van den Boezem PB, Lips DJ, Prins HA, Cuesta MA, Sietses C. Comparison of short-term surgical out-comes after single-incision laparoscopic versus multiport laparoscopic right colectomy: a two-center, prospective case-controlled study of 100 patients. Dig Surg. 2012;29(6):477 - 83.

[34] Ragupathi M, Nieto J, Haas EM. Pearls and pitfalls in SILS colectomy. Surg Laparosc Endosc Percutan Tech.

2012;22(3):183-8.

[35] Hamzaoglu I, Karahasanoglu T, Baca B, Karatas A, Aytac E, Kahya AS. Single-port laparoscopic sphincter-saving mesorectal excision for rectal cancer: report of the first 4 human cases. Arch Surg. 2011;146(1):75-81.

[36] Uematsu D, Akiyama G, Narita M, Magishi A. Single-access lapa-roscopic low anterior resection with vertical suspension of the rectum. Dis Colon Rectum. 2011;54(5):632-7.

[37] Bulut O, Nielsen CB. Single-incision laparoscopic low anterior resection for rectal cancer. Int J Color Dis. 2010;25 (10):1261-3.

[38] Huscher CG, Mingoli A, Sgarzini G, Mereu A, Binda B, Brachini G, et al. Standard laparoscopic versus single-incision laparoscopic colectomy for cancer: early results of a randomized prospective study. Am J Surg. 2012;204(1): 115-20.

[39] Kim SJ, Ryu GO, Choi BJ, Kim JG, Lee KJ, Lee SC, et al. The short-term outcomes of conventional and single-port laparoscopic surgery for colorectal cancer. Ann Surg. 2011;254(6):933-40.

[40] Vestweber B, Galetin T, Lammerting K, Paul C, Giehl J, Straub E, et al. Single-incision laparoscopic surgery: outcomes from 224 colonic resections performed at a single center using SILS. Surg Endosc. 2013;27(2):434-42.

[41] Lim SW, Kim HR, Kim YJ. Single incision laparoscopic colectomy for colorectal cancer: comparison with conventional laparoscopic colectomy. Ann Surg Treat Res. 2014;87(3):131-8.

[42] Maggiori L, Gaujoux S, Tribillon E, Bretagnol F, Panis Y . Single-incision laparoscopy for colorectal resection: a systematic review and meta-analysis of more than a thousand procedures. Color Dis. 2012;14(10):e643-54.

[43] Hirano Y, Hattori M, Douden K, Shimizu S, Sato Y, Maeda K, et al. Single-incision plus one port laparoscopic anterior resection for rectal cancer as a reduced port surgery. Scandinavian J Surg SJS (Official Organ for the Finnish Surgical Society and the Scandinavian Surgical Society). 2012;101(4):283-6.

[44] Whiteford MH, Denk PM, Swanstrom LL. Feasibility of radical sigmoid colectomy performed as natural orifice translumenal endo-scopic surgery (NOTES) using transanal endoscopic microsurgery. Surg Endosc. 2007;21(10): 1870-4.

[45] Sylla P, Rattner DW, Delgado S, Lacy AM. NOTES transanal rectal cancer resection using transanal endoscopic microsurgery and lapa-roscopic assistance. Surg Endosc. 2010;24(5):1205-10.

[46] de Lacy AM, Rattner DW, Adelsdorfer C, Tasende MM, Fernandez M, Delgado S, et al. Transanal natural orifice transluminal endo-scopic surgery (NOTES) rectal resection: "down-to-up" total meso-rectal excision (TME)-short-term outcomes in the first 20 cases. Surg Endosc. 2013;27(9):3165-72.

[47] Tuech JJ, Bridoux V, Kianifard B, Schwarz L, Tsilividis B, Huet E, et al. Natural orifice total mesorectal excision using transanal port and laparoscopic assistance. Eur J Surg Oncol. 2011;37(4):334-5.

[48] Gaujoux S, Bretagnol F, Au J, Ferron M, Panis Y . Single port access proctectomy with total mesorectal excision and intersphinc-teric resection with a primary transanal approach. Color Dis. 2011;13(9):e305-7.

[49] Dumont F, Goere D, Honore C, Elias D. Transanal endoscopic total mesorectal excision combined with single-port laparoscopy. Dis Colon Rectum. 2012;55(9):996-1001.

[50] Choi BJ, Lee SC, Kang WK. Single-port laparoscopic total meso-rectal excision with transanal resection (transabdominal transanal resection) for low rectal cancer: initial experience with 22 cases. Int J Surg. 2013;11(9):858-63.

[51] Velthuis S, van den Boezem PB, van der Peet DL, Cuesta MA, Sietses C. Feasibility study of transanal total meso-rectal excision. Br J Surg. 2013;100(6):828-31; discussion 31.

[52] Chen WH, Kang L, Luo SL, Zhang XW, Huang Y, Liu ZH, et al. Transanal total mesorectal excision assisted by single-port laparoscopic surgery for low rectal cancer. Tech Coloproctol. 2015;19(9):527-34.

[53] Law WL, Fan JK, Poon JT. Single-incision laparoscopic colectomy: early experience. Dis Colon Rectum. 2010;53 (3):284-8.

[54] Yang TX, Chua TC. Single-incision laparoscopic colectomy versus conventional multiport laparoscopic colectomy: a meta-analysis of comparative studies. Int J Color Dis. 2013;28(1):89-101.

11 微创结直肠手术中的转换

技巧和窍门

1. 手术无进展是从单孔腹腔镜转为多孔腹腔镜、手助腹腔镜或开腹手术最常见的指征。
2. 及早中转可以为患者节约手术时间，避免潜在的手术风险，且患者仍可能从微创手术中获益。
3. 术前准备对于减少术中并发症，甚至有可能预防中转导致的损伤。

扶镜手

1. 多自由度的倾斜式柔性内镜。
2. 不要过度放大出血位置，这样可能使血飞溅到镜头。
3. 避免过度冲洗，可能导致冲洗液溅到镜头。
4. 正确的镜头角度可以减少体外的碰撞。

解剖与吻合

1. 在高风险区域放慢手术速度。
对于仍处于学习曲线的新手尤其重要。
2. 可弯曲器械有助于改善三角牵拉。
3. 避免在发炎的肠道上过度操作。
特别是使用吻合器吻合后，因为这可能会导致意外的吻合口裂开。
4. 对于经过放射治疗的直肠，绿钉最为有效。
5. 评估全结肠炎患者的脾曲。
有证据表明，结肠的这一部分有穿孔的风险。

出　　血

1. 在不改变牵拉的情况下，注意识别血管结构和出血情况。
2. 避免吸力过大或使用大口径吸引器，这将导致气腹压力不足。
3. 简单的器械或纱布局部压迫可以争取时间来协助止血。
可考虑转换为多孔或开腹手术。
4. 与能量装置相比，机械装置提供了更安全的出血控制。
（a）套扎器（图 11 - 1），施夹器，凝血剂，止血纱布和骨盆钉。
（b）可暂时夹住出血血管的近端和远端，以控制局部出血。
5. 双极能量安全有效（图 11 - 2），特别是在骶前静脉丛。
6. 扩大切口，以便通过血管钳或腹腔 Satinsky 钳。
看见出血的情况下，进行初步止血。

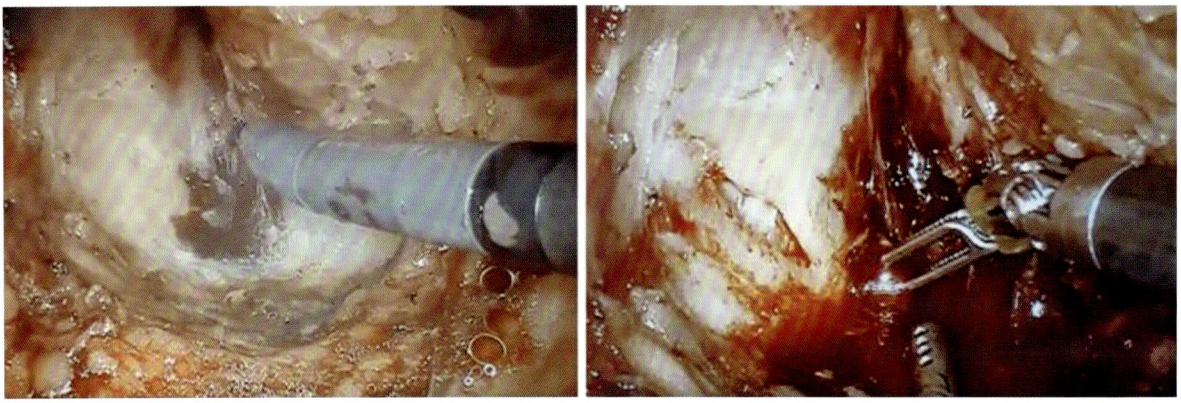

图 11 - 1　乙状结肠切除术中，使用血管钳控制肠系膜下动脉出血。首先，在不改变视野的情况下直接夹住血管；其次，在体内通过血管夹并重新夹住血管；最后，收紧血管夹并达到止血目的

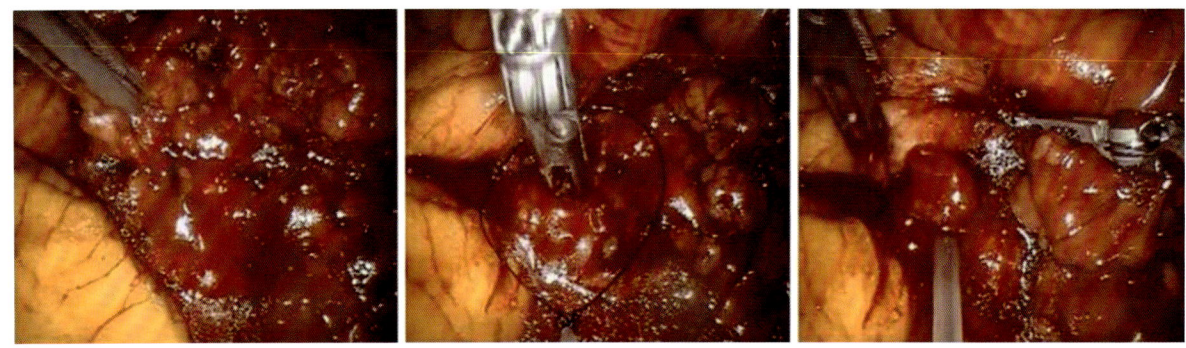

图 11 - 2　在直肠癌手术中，侵犯了骶前静脉丛，使用双极电凝实现止血，并进行充分吸引

引　言

在结肠和直肠手术中，因病理情况、手术计划和文献发表日期不同而有所差异，总体术中转换率在2％至30％之间[1-6]。最近发表的荟萃分析数据表明，单孔腹腔镜手术（SILS）转换为开放手术的转换率低至0.9％，而转换为多孔腹腔镜手术（MPLS）的转换率为13.3％[7]。虽然转换为多孔、手助腹腔镜手术（HALS）或开放手术的各个原因会有所不同，但通常主要考虑手术安全，如发生了医源性损伤，或者手术进展失败。合适的病例选择、高效的手术团队及准备充分的外科医生，是最大化提高SILS成功率的最佳工具。

术中转换

有许多术中并发症可能会迫使手术医生考虑转换为多孔、手助或开腹手术。本节将提供在并发症发生之前和之后处理可能并发症的宝贵经验[8-10]。在出现出血或其他可能改变患者血流动力学的并发症的特殊情况下，建议尽早并及时与麻醉师沟通相关信息，以便他们能够更好地调整复苏方案。

术前准备

无论是使用SILS还是其他手术方法，手术室的设置对于手术的顺利进行和手术的成功非常重要。在患者进入手术室之前，要解决手术室的配备问题。确保备有尺寸合适的器械、施夹器、超声刀、吻合器、吸引导管和摄像头，并且备有长度合适（适用于肥胖患者或普通患者）的器械。无论手术的复杂程度如何，都要确保在需要转换手术方式时，手术室备有必要的工具。

在手术室中，手术器械的更换是常见的操作之一。为了方便更换器械，可以将 Mayo 支架放置在床底部，这样医生可以在不移动视线的情况下更换器械，提高手术效率。同时，电器设备和接地线的集束管理也可以避免手术过程中线缆或线束的混乱，减少手术人员被线缆或线束缠绕的风险。

在手术过程中，摄像头和光导纤维是非常重要的设备之一。对于 SILS 手术，建议使用多种尺寸和角度的摄像头，以便更好地观察手术区域。此外，具有多角度及自由度的可弯头腹腔镜可以进一步提高手术的灵活性和可视性。直角的光导纤维对于减少体外的碰撞非常有效。最后，为了确保手术的顺利进行，摄像头和光导纤维需要有足够的松弛度，以便可以轻松穿越所有可用的腹腔镜穿刺点，并且在需要时可以轻松转换为 MPLS 手术方式[8,9]。

腹部切口

单孔腹腔镜和机器人手术与多孔腹腔镜相比，具有明显优势，因为单孔腹腔镜只需要一个适中的连续切口用于放置 port。这使得通过一个宽大的皮肤切口在直视下进行腹部进入。当必须将 SILS 转换为 MPLS 时，可以在直视或接触下放置额外的戳孔。同样，如果需要转换为 HALS 或开腹手术，可以直接延长切口。

气　腹

早期的腹腔镜手术使用氧气作为充气介质，然而，随着人们认识到高氧环境中的电器设备容易发生爆炸，这种做法被放弃了。二氧化碳（CO_2）充气证明更加稳定，而且健康患者可以轻松代谢 CO_2。充气压力可以根据患者血液动力学进行调整，如果患者无法耐受气腹，操作者应考虑转为开腹手术或中止手术以进行进一步的术前优化。

气腹的并发症主要围绕着二氧化碳代谢不足和二氧化碳在腹外的积聚展开。气胸是一种现象，由二氧化碳直接（胸腔镜检查）或间接（生理性）或宏观的（食管裂孔疝、医源性膈肌损伤）的膈肌缺陷充入胸腔引起，并最终可能导致张力生理学和血流动力学不稳定。[11]

从生理学角度来看，动物实验表明，血流动力学受损源于胸内压增加导致静脉回流量减少，以及高碳酸血症引起的高动力状态。[12] 由于高碳酸血症引起的心输出量增加无法克服前负荷的减少，心血管系统发生崩溃。在手术过程中，除通过观察呼吸音减弱外，还可见到横膈向尾侧移位来证实这一点。临床上显著的张力性气胸（收缩压下降 15～35 mmHg、气道压力增加、$PaCO_2$ 大于 50 mmHg 或 SpO_2 小于 95％）需要立即通过胸腔引流管进行手术引流，并关闭气腹。[11,13-15] 在血流动力学稳定后，可以尝试充气，但如果随后仍失败，则应转为开放手术。相反，如果没有血流动力学受损的张力性气胸，可以通过观察进行管理，并通常在术后短期内自行缓解。[15,16]

进展失败

根据 CLASSIC 试验的结论，早期 MPLS 中较高的中转率（16％～34％）是由于肿瘤固定、肿瘤解剖的不确定性、外科医生经验欠缺和肥胖等因素所致。[5,17] 这五个因素共同指向一个概念，即无法以安全的方式推进手术。研究表明，虽然微创手术（MIS）优于开放手术，但随着手术时间超过 180 分钟，微创手术效果逐渐降低。具体来说，延迟出院以及增加的心肺和脑血管感染性并发症变得相当可观。[18,19] 幸运的是，似乎总体死亡率、术中并发症发生率或再手术率并未受到手术时间延长的显著影响。[19] 事实上，以微创手术开始而以开放手术结束的病例仍然享有微创手术的部分好处，特别是当较早进行转换时。[20] 此外，与非转移性疾病的开放结肠切除术相比，中转手术具有相似的阳性手术切缘率、稍高的淋巴结检出率、更短的住院时间和相似的 30 天死亡率。[21]

根据 CLASSIC 试验的结论,可以推断出手术进展失败的原因:炎症、解剖结构不清或肠梗阻以及操作者经验。随着美国肥胖症患病率(BMI>25)的不断上升[22],分析 BMI 对手术结果的影响变得很流行。内脏肥胖、腹壁较大以及脐部尾侧移位增加了所有微创手术操作的复杂性。多项研究表明,肥胖与包括浅表、深层和器官感染,手术时间延长和切口疝形成等并发症有直接关系[1,23,24],这个同样也适用于从微创手术转为开腹手术[18,25,26]。尽管与腹腔镜相比,机器人手术似乎更不容易受到肥胖的影响[1,26],但随着 BMI 的增加,它仍然会受到感染和切口疝并发症的困扰[18,25],并且和腹腔镜一样,仍然会受到腹腔粘连的影响[1]。

晚期肿瘤、先前的放疗以及由憩室炎和炎症性肠病等炎症条件引起的病理状况都会增加技术挑战,并增加术中粘连。[2,3] 然而,多项大型荟萃分析显示,与 MPLS 相比,SILS 在切缘清除或整体短期死亡率方面没有差异。[27] 肿瘤大小和既往手术的粘连似乎对 SILS 和 MPLS 的开腹转化率具有相同的总体影响;然而,肿瘤大小和粘连对从 SILS 转为 MPLS 没有显著影响[27]。据报道,与右侧 SILS 相比,左侧 SILS 要求更高,手术时间更长,部分原因是在游离脾曲时存在困难[28]。关于直肠,在 SILS 和 MPLS 中,以相同的手术时间和并发症发生率成功实现全直肠系膜切除术是可实现的;然而,随着肿瘤向肛缘生长,为了保持较低的并发症发生率,需要增加额外的穿刺孔。[29,30]

据报道,SILS 治疗憩室疾病的转换率在 4% 至 7% 之间;新的数据表明,在高手术量中心进行择期切除手术的转换率可能甚至更低,低于 1%[26,28,31,32]。关于克罗恩病的数据并不那么可靠,但对于复杂的炎症性肠病来说,预计 SILS 是可行的,但转换率较高,在 5%~15%。[33-35] 目前,关于使用 SILS 手术治疗慢性溃疡性结肠炎的大型数据集仍然缺乏,但较小的数据集并未报告全腹结肠切除和回肠袋肛管吻合术的明显转换率。[36-38]

手助腹腔镜手术 (HALS)

HALS 可以在维持微创手术(MIS)优势的同时,协助从 SILS 进行转换。它最初是在 20 世纪 90 年代中期首次发布的,通过使用一个小型腹腔镜切口(3~6 cm)和一个自封式牵开器端口,使外科医生能够在不损失充气的情况下将手伸入体内进行操作。因此,HALS 既保持了 MIS 的优点,又提供了手术操作的便利性和灵活性。在过去的二十年中,与严格的腹腔镜手术相比,由于 HALS 缩短了手术时间、恢复了直接触觉,并且在肿瘤学结果方面不逊色,因此 HALS 越来越受到欢迎。[39,40] HALS 还具有腹腔镜手术的优点,包括减少失血、减轻术后疼痛、早期恢复肠道功能以及缩短住院时间。[41,42] HALS 是一种非常有效的工具,既能够帮助经验不足的腹腔镜医师渡过严格的腹腔镜手术学习曲线,又能够作为 SILS、MPLS 和开腹手术之间的过渡步骤。

对于大多数腹腔镜结肠切除术,通常需要一个小切口来进行标本提取、体外吻合或造口,从而可以利用手辅助端口而无需额外的切口。以下是与 HALS 相关的一些宝贵经验:[8,43]

1. 沿着潜在中线剖腹手术的路径放置。

(a) 预计筋膜缺损 6~8 cm。

(b) 如果有的话,可以使用之前的剖腹手术瘢痕。

采用"Z"形成形术进行皮下组织的筋膜缝合。

2. 不要通过现有的手术切口进行造口。

3. 深色手套有助于减少眩光。

结   论

随着微创手术的不断发展,手术案例的复杂性不断增加,达到专业水平的学习曲线也需要更多的时间。考虑到骨盆的解剖限制和当今社会肥胖率的问题，手术对结直肠来说也是一个具有挑战性的工作环境。这些因素导致术中改变手术方式可以成为一个明智的决定，以达到最佳的手术效果。术中改变手术方式不应该被视为失败，尤其是当面对无法克服的手术障碍时应尽早做出改变，因为术后结果仍然显示出最初 SILS 方法的一些好处，并避免了因手术进展不顺而出现的意外并发症。

致谢声明 Skancke 博士没有需要公开的利益冲突或财务关系。Obias 博士是 Intuitive Surgical，Inc. 的顾问。

〔马修　斯坎克及文森特　奥比斯〕

参考文献

〔1〕 Juo Y，Agarwal S，Luka S，et al. Single-incision robotic colectomy（SIRC）case series：initial experience at a single center. Surg Endosc. 2015;29:1976-81.

〔2〕 Turrado-Rodriguez V，Soler E，Bollo J，et al. Are there differences between right and left colectomies when performed by laparos-copy? Surg Endosc. 2015;3:1413-8.

〔3〕 Jadlowiec C，Mannion E，Thielman M，et al. Evolution of tech-niques in performance of minimally invasive colectomies. Dis Col Rectum. 2014;57:1090-7.

〔4〕 Beck D，Roberts P，Saclarides T，et al. The ASCRS textbook of colon and Rectal surgery：second edition. New York：Springer；2011. p. 598.

〔5〕 Guillou P，Quirke P，Thorpe H. Short-term endpoints of conventional versus laparoscopic-assisted surgery in patients with colorectal cancer（MRC CLASSIC trial）：multicentre，randomised controlled trial. Lancet. 2005;365:1-9.

〔6〕 Bonjer HJ，Deijen CL，Abis GA，et al. A randomized trial of lapa-roscopic versus open surgery for rectal cancer. N Engl J Med. 2015;373:1324-32.

〔7〕 Hirano Y，Hattori M，Douden K，et al. Single-incision laparos-copy surgery for colorectal cancer. World J Gastroint-est Surg. 2016;8:95-100.

〔8〕 Scott C. The SAGES manual. The Society of American Gastrointestinal and Endoscopic Surgeons. 2006;2:46-58.

〔9〕 Ragupathi M，Nieto J，Haas E. Pearls and pitfalls in SILS colectomy. Surg Laparosc Endosc Percutan Tech. 2012;22:183-8.

〔10〕 Kim BS，Kim KH，Yoo ES，et al. Hybrid technique using a Satinsky clamp for right-sided Transperitoneal hand-assisted laparoscopic donor nephrectomy：comparison with left-sided standard hand-assisted laparoscopic technique. U-rology. 2014;84:1529-34.

〔11〕 Hawasli A，Boutt A. Spontaneous resolution of massive laparoscopy-associated pneumothorax：the case of the bulging dia-phragm and review of the literature. JLaparoendoscAdv Surg Tech A. 2002;12:77-82.

〔12〕 Reinius H，Borges JB，Freden F. Real-time ventilation and per-fusion distributions by electrical impedance tomography during one-lung ventilation with capnothorax. Acta Anaesthesiol Scand. 2015;59:354-68.

〔13〕 Peded CJ，Prys-Roberts C. Capnothorax：implications for the anaesthetist. Anaesthesia. 1993;48:664-6.

〔14〕 Prystowsky JB，Jericho BG，Epstein HM. Spontaneous bilateral pneumothorax-complication of laparoscopic chole-cystectomy. Surgery. 1993;114:988-92.

〔15〕 Asakawa M. Anesthesia for Endoscopy. Vet Clin North Am Small Anim Pract. 2016;46:31-44.

〔16〕 Msezane LP，Zorn KC，Gofrit ON，et al. Case report：conservative management of a large capnothorax following laparoscopic renal surgery. J Endourol. 2007;21:1445-7.

〔17〕 Gervaz P，Pikarsky A，Utech M，et al. Converted laparoscopic colorectal surgery. Surg Endosc. 2001;15:827-32.

〔18〕 Bailey M，Davenport D. Longer operative time：deterioration of clinical outcomes of laparoscopic colectomy versus open colectomy. Dis Colon Rectum. 2014;57:616-22.

〔19〕 Scheer A，Guillaume M. Laparoscopic colon surgery：does operative time matter? Dis Colon Rectum. 2009;52:1746-52.

[20] Caputo D, Caricato M, La Vaccara V, et al. Conversion in mini-invasive colorectal surgery: the effect of timing on short term out-come. Int J Surg. 2014;12:805 - 9.

[21] Yerokun BA, Adam MA, Sun Z, et al. Does conversion in laparo-scopic colectomy portend an inferior oncologic out-come? results from 104,400 patients. J Gastrointest Surg. 2016;20:1 - 7.

[22] Ogden CL, Carrol MD, Kit BK, et al. Prevalence of child-hood and adult obesity in the United States, 2011 - 2012. JAMA. 2014;311:806 - 14.

[23] Hrabe J, Sherman S. The effect of BMI on outcomes in proctectomy. Dis Colon Rectum. 2014;54:608 - 15.

[24] Weiss HG, Brunner W, Biebl MO, et al. Wound complications in 1145 consecutive transumbilical single-incision laparoscopic procedures. Ann Surg. 2014;259:89 - 95.

[25] Bhama AR, Wafa AM, Ferraro J, Collins SD, Mullard AJ, Vandewarker JF, Krapohl G, Byrn JC, Cleary RK. Comparison of risk factors for unplanned conversion from laparoscopic and robotic to open colorectal surgery using the michigan surgical quality collaborative (MSQC) database. J Gastrointest Surg. 2016;1 - 8.

[26] Diana M, DhumaneP, Cahill RA, et al. Minimal invasive single-site surgery in colorectal procedures: current state of the art. J Minim Access Surg. 2011;7:52 - 60.

[27] Podda M, Saba A, Porru F, et al. Systematic review with meta-analysis of studies comparing single-incision laparoscopic colectomy and multiport laparoscopic colectomy. Surg Endosc. 2016;23:1 - 24.

[28] Ross H, Steele S, Whiteford M, et al. Early multiinstitution experience with single-incision laparoscopic colectomy. Dis Colon Rectum. 2011;54:187 - 92.

[29] Jung KU, Yun SH, Cho YB, et al. Single incision and reduced port laparoscopy low anterior resection for rectal cancer: initial experience in 96 cases. ANZ J Surg. 2014;18:1 - 5.

[30] Tei M, WakasugiM, Akamatsu H. Comparison of short-term surgical results of single-port and multiport laparoscopic rectal resection for rectal cancer. Am J Surg. 2015;210:309 - 14.

[31] Rizzuto A, Lacamera U, Zittel FU, et al. Single incision laparo-scopic resection for diverticulitis. Int J Surg. 2016; 19:11 - 4.

[32] Vestwever B, Galetin T, Lammerting K, et al. Single-incision lapa-roscopic surgery: outcomes from 224 colonic resections performed at a single center using SILS. Surg Endosc. 2013;27:434 - 42.

[33] Moftah M, Nazour F, Cunningham M, et al. Single port laparo-scopic surgery for patients with complex and recurrent Crohn's disease. J Crohns Colitis. 2014;8:1055 - 61.

[34] Rijcken E, Mennigen R, Arygris I, et al. Single-incision laparo-scopic surgery for ileocolic resection in Crohn's diseae. Dis Colon Rectum. 2012;55:150 - 6.

[35] Holder J, Mariscovetere P, Holubar S. Minimally invasive surgery for inflammatory bowel disease. Inflamm Bowel Dis. 2015;21:1443 - 58.

[36] Gash KJ, Goede AC, Kaldowski B, et al. Single incision laparo-scopic (SILS) restorative proctocolectomy with ileal pouch-anal anastomosis. Surg Endosc. 2011;25:3877 - 80.

[37] Fichera A, Zoccali M, Felice C, et al. Total abdominal colectomy for refractory ulcerative colitis. Surgical treatment in evolution. J Gastrointest Surg. 2011;15:1909 - 16.

[38] Fichera A, Zoccali M. Single-incision laparoscopic total abdominal colectomy for refractory ulcerative colitis. Surg Endosc. 2012;26:862 - 8.

[39] Cuschieri A, Shapiro S. Extracorporeal pneumoperitoneum access bubble for endoscopic surgery. Am J Surg. 1995; 170:391 - 4.

[40] Marcello P, Fleshman J. Hand-assisted laparoscopic vs. laparo-scopic colorectal surgery: a multicenter, prospective, randomized trial. Dis Colon Rectum. 2008;51:818 - 28.

[41] Sheng QS, Lin JJ. Comparison of hand-assisted laparoscopy with open total colectomy for slow transit constipation: a retrospective study. J Dig Dis. 2014;15:419 - 24.

[42] Chung CC, KeiNg DC. Hand-Assistend laparoscopic versus open right colectomy. Ann Surg. 2007;246:728 - 33.

[43] Stifelman M, Patel R. HALS devices and operating room set-up: pearls and pitfalls. J Endourol. 2004;18:315 - 8.

12　单孔腹腔镜右半结肠切除术

操作步骤

1. 在脐周置入 SILS port（仰卧位）
2. 暴露右侧和横结肠的系膜（无血管区）（右侧抬高，头低脚高位）
— 将网膜置于横结肠上方
— 将小肠移至腹部左侧
— 暴露十二指肠
3. 识别并分离回结肠血管（右侧抬高，轻微头低脚高位）
4. 在回结肠血管根部上下打开腹膜并在血管根部离断（右侧抬高，头高脚低位）
5. 拓展腹膜后平面（右侧抬高，轻微头低脚高位）
6. 暴露并离断结肠中动脉右支（右侧抬高，陡峭的头低脚高位）
7. 打开结肠脾曲的腹膜后间隙（右侧抬高，陡峭的头低脚高位）
8. 进入网膜囊（右侧抬高，陡峭的头低脚高位）
9. 游离回结肠系膜（从下往上），进入之前的腹膜后解剖平面（右侧抬高，陡峭的头低脚高位）
10. 分离右侧侧壁（右侧抬高，中度头低脚高位）
11. 分开回肠末端并切除右侧结肠（仰卧位）
12. 体外切断结肠并行回结肠吻合术（仰卧位）
13. 将结肠送回腹部，重新充气，最后检查（仰卧位）
14. 关闭戳孔／切口（仰卧位）

技巧和窍门

1. 对于肥胖或肠管冗长、松软的患者，助手可以利用第 4 个 port 进行牵引（可在 Applied Gel-POINT 平台上使用）。

2. 对于肥胖患者，应从血管根部上方开始进行腹膜后剥离。确定十二指肠上方的薄腹膜平面，抬高并以此平面为起点进行解剖。

3. 网膜通常很重，很难将其阻挡在手术操作空间之外；为了被动地将网膜阻挡在手术区域之外，并保持横结肠抬高，可在肝脏和肋骨之间放置一块腔镜纱布。

4. 回结肠血管根部可以在打开肠系膜窗后早期结孔，也可以在进行腹膜后解剖后晚期结扎。早期结扎可以在进行腹膜后解剖时增加肠管的活动度，而晚期结扎则可以将肠管作为牵引器，方便进行腹膜后解剖。我们会根据病例的具体解剖情况来离断。一旦达到剥离的极限，再分割根部，进一步打开平面。

5. 对于恶性疾病，在靠近肠系膜上动脉分支处分割回结肠血管，确保淋巴结清扫。必须小心止血，因为一旦高位结扎，血管往往会回缩，难以控制。如果是良性疾病，可以将结扎位置移到更远的位置，如果在这种情况下遇到出血，可以很容易地抓住血管根部残端进行止血操作，如放置血管头。

6. 在体外进行结肠吻合术时，如果结肠吻合长度不够，有 3 种选择：①对腹膜后间隙进行额外分离；②将切口向头侧延长几厘米；③进行腔内吻合术。

7. 在小肠近端缝合线处放置标记缝线，有助于在体外操作肠管，进行吻合时保持肠系膜的对齐。或者，在完全游离后，可以通过一个小切口对整个小肠和右侧结肠进行体外离断、裸化和解剖。

8. 在进行吻合术时，小肠比结肠更容易移动；因此，先将吻合器一端放入结肠肠管，确保位置正确，然后将小肠移至吻合器的另一端。

9. 将结肠放回正常解剖的位置，以避免腹内疝行成。

手术操作详解

设备和体位

患者仰卧在手术台上，双臂内收。主刀医生站在患者左侧，助手最初站在患者右侧。在进入腹部并开始腹腔镜手术部分后，助手移动到患者左侧，在主刀医生的上方侧。腹腔镜屏幕放置在患者的右侧，与主刀医生的视线持平。助手充当扶镜手，为主刀医生提供术野。

（一）在脐部插入单孔 port（仰卧位）

在皮肤贴膜上切一个洞，露出脐周皮肤。用一把 15 号手术刀在脐中心做一个 2.5 cm 的垂直切口。用电刀切开深部组织，穿过真皮和皮下组织。插入牵开器进行皮肤暴露。在切口的上部触诊脐带蒂，切开蒂以打开切口并暴露脐环，抓住脐环的两侧，将腹膜垂直切开至约 4 cm 的长度。插入 GelPOINT 器械的环，向下拨动环以贴合腹壁。将一块腔镜纱布放入腹部，将盖子放在 GelPOINT 上。如果使用 SILS port，插入腔镜纱布，然后插入 port。向腹部充气，插入 30°腹腔镜摄像机，并探查腹腔。

（二）暴露右结肠和横结肠/裸露区域的肠系膜（右侧抬高，轻微头低脚高位）

使用两个无损伤抓钳，抓住网膜边缘，将网膜放在镰状韧带两侧的横结肠上，从肝曲水平跨到脾曲。这将暴露横结肠系膜右侧的裸露区域。将小肠从盆腔中拖出，并将其完全放在左腹区域。然后，暴露横结肠系膜右侧的裸露区域，确定十二指肠被回肠结肠血管蒂上方或横结肠系膜底部的一层薄薄的腹膜覆盖。

（三）识别并分离回结肠血管（右侧抬高，轻微的头低脚高位）

使用肠抓钳提起并牵拉盲肠的内侧壁向下和外侧，暴露通向血管蒂的"弓弦"。主刀医生可能不得不抓住盲肠的系膜，以腾出足够的空间来牵拉系膜并暴露血管根部。在回结肠动脉的下方切开腹膜，在回结肠动脉上方开窗。（图 12 - 1）确保腹膜窗口能让操作钳通过。保持腹膜窗口敞开，如果需要，可以在此时将回结肠血管离断；或者如果需要进行完整的肠系膜切除并行高位血管结扎的话，可以在更完全地打开腹膜后间隙后将回结肠血管离断。（图 12 - 2）我们倾向于使用吻合器来分离回结肠血管。如果使用吻合器，不要对回结肠血管进行裸露化处理，回结肠血管根部的脂肪组织有助于吻合器抓持并夹

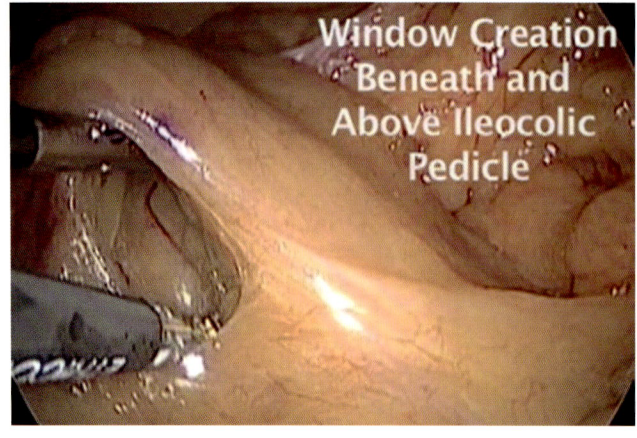

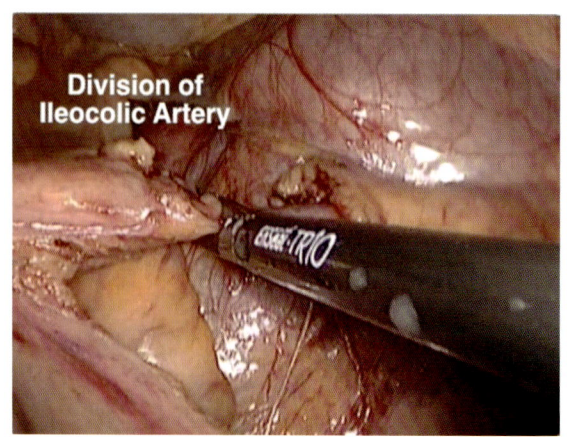

图 12 - 1　在回结肠动脉周围打开腹膜窗　　　　　　　　图 12 - 2　离断回结肠动脉

闭组织。在启动吻合器之前，先抓紧回结肠血管根部，以保持对残端的控制；吻合器切开后，残端会回缩，这样就可以检查和控制离断后的回结肠血管残端的任何出血点。确保在松开远端回结肠血管残端之前完成止血。离断回结肠血管根部的其他方法包括血管夹和锐性分离的能量设备。如果使用这些工具中的任何一种来分离回结肠血管根部，需要对回结肠血管根部进行裸露化处理，以便进行精确的分离和控制。回结肠血管分离后，将小肠移至中线左侧，以暴露右盆腔入口和盲肠。

（四）在回结肠血管蒂下方打开腹膜窗（右侧抬高，头高脚低位）

一旦清楚地识别回结肠血管蒂，就在其下方创建一个小的窗口。

可以用钝头或锐头器械进行开窗，但要避免过深或使用能量设备以保护腹膜后结构。开窗后，打开气腹，以帮助建立腹膜后间隙。腹膜窗形成后，使用三角技术游离腹膜后间隙。（图12-3）左手将操作钳深入到系膜裂口深处，并保持向上的牵引力以形成三角形的尖端。右手向下分离组织，以打开腹膜后间隙。

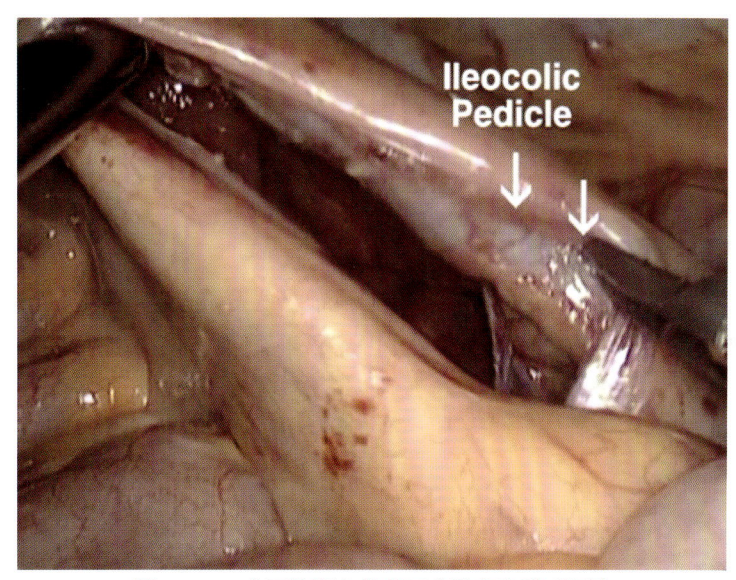

图 12-3   在回结肠血管蒂下方游离腹膜后间隙

继续通过三角技术游离腹膜后间隙，将左手深入到升结肠下方并向上至肝曲，将右手沿侧面拓展腹膜后间隙。辨认十二指肠并小心地将它推向腹膜后间隙。辨认结肠中动脉的右支，一般从十二指肠的右侧壁前方离断该血管。继续沿十二指肠的侧边向上进行分离，直至到达肝脏。

（五）游离腹膜后间隙（右侧抬高，轻微头低脚高位）

在回结肠动脉离断后，继续进行腹膜后间隙的游离。腹膜后间隙的边界是：Gerota 筋膜（深层）、十二指肠侧方（内侧）、横结肠（上方）和右结肠（外侧）。

（六）暴露并切断结肠中动脉右支（右侧抬高，陡峭的头低脚高位）

在腹膜后间隙分离过程中，进一步完成对结肠中动脉右支的分离并将其切断。（图 12-4）我们的选择是使用能量平台进行结扎。在结扎时，注意确保十二指肠远离操作区域。或者对脐部置入操作孔时，可以在体外结扎结肠中血管的右支。

（七）切开系膜直至游离到结肠肝曲的腹膜后剥离（右侧抬高，陡峭的头低脚高位）

此时，如果使用 GelPOINT 端口，可使用第四个端口进行牵引，以便提起系膜继续向深部进行腹膜后间隙的分离，直至横结肠，并切断胃结肠韧带。分离结肠上方与肝脏的粘连，并显露胆囊和肝脏。然后向中线方向分离至镰状韧带，向外侧方向分离至肝曲。（图 12-5）

（八）进入网膜囊（为右侧抬高，陡峭的头低脚高位）

将系膜放下，移至网膜上，从内侧到外侧将横结肠与网膜切开。使用能量平台切开横结肠和网膜之间的无血管平面，进入刚刚分离的腹膜后间隙。进一步切断横结肠、网膜和镰状韧带之间的粘连，将腹膜后间隙向肝曲的内外侧进一步游离。

（九）游离回盲部（右侧抬高，陡峭的头低脚高位）

用左手抓住盲肠基底，向上和向内牵拉以暴露其余的回结肠附着。从下向上切除这些附着。向内侧游离系膜超过中线，外侧至肝曲。继续拓展，直至进入先前的腹膜后间隙解剖平面。

（十）游离右结肠旁沟（右侧抬高，适中的头低脚高位）

左手钳用力将盲肠向内侧牵拉，在靠近结肠壁的地方将其腹膜后间隙切开，直至肝曲，以完成肝

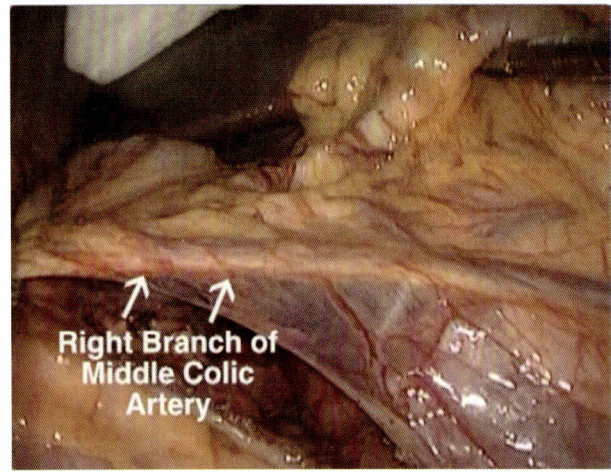

图 12-4　暴露并切断结肠中动脉右支

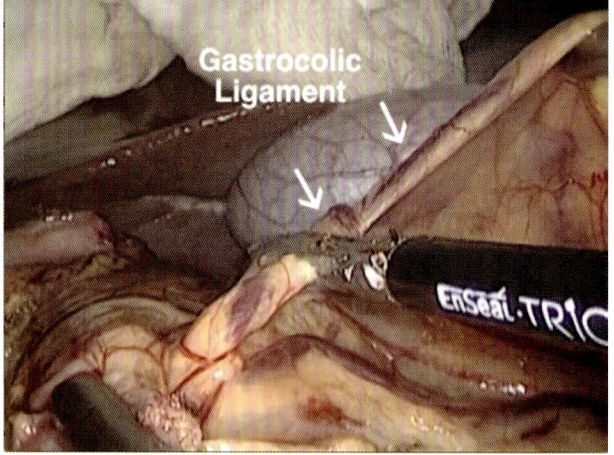

图 12-5　游离结肠肝曲的腹膜后间隙

曲的游离。左手钳将结肠向内侧滚动，并分离肝曲的最后粘连，使其与之前的解剖平面相连。（图 12-6）检查游离程度，确保肠管能够无张力地拖到体外。

（十一）切断末端回肠并取出右半结肠（仰卧位）

确定末端回肠的切断位置，用能量设备或切开闭合器将小肠系膜进行锐性分离和结扎以确保止血。用切开闭合器将小肠切断。用锁定肠钳抓住钉仓线，取下 GelPOINT 平台或 SILS 接口的盖子。如果使用 SILS 接口，需插入 Alexis 伤口牵引器进行体外操作。可以用 Vicryl 缝线缝合回肠断端，留长线并在外部夹住，以帮助体外对齐小肠进行吻合。

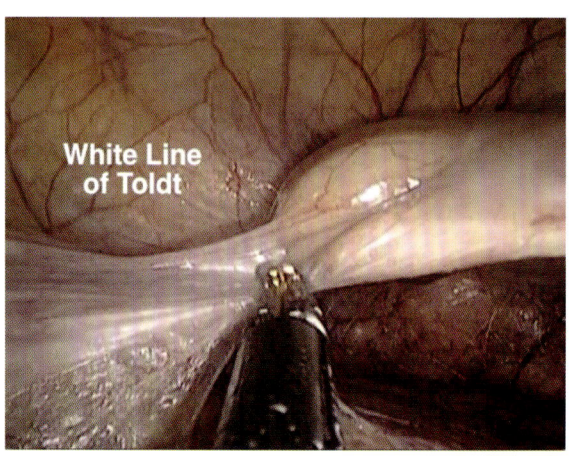

图 12-6　游离右结肠旁沟

（十二）体外切断结肠并行回结肠吻合术（仰卧位）

通过 port 用肠钳抓住结肠的残端。松开肠钳，通过轻轻按压结肠的肠系膜侧来将右半结肠分离。如果需要，在进行肠管体外吻合时，可以使用腹腔镜纱布来帮助保持肠系膜的对齐。确定右半结肠或横结肠的切断部位。裸化拟切断部位的肠系膜，以确保在切割闭合器吻合过程中不会夹住肠系膜。将小肠和结肠对齐，在拟吻合部位的肠系膜侧做切口。然后，插入腹腔镜钉仓。先将钉仓的一侧插入结肠侧，确保位置正确，然后将小肠移至钉仓的对侧并固定。确保位置正确后，打开钉仓。通常使用两次击发，以确保它们对齐并检查吻合口是否有出血。然后，用切割闭合器关闭共同开口。确保肠管在肠系膜侧没有卷起且在吻合过程中没有夹住肠系膜。检查吻合口的通畅性。将标本、钉仓和所有被污染的器械从手术野中移除，手术团队更换外层手套。

（十三）将结肠放回腹部，重新建立气腹，最后再检查（仰卧位）

将吻合口轻轻地放回腹部。重新放置 port，重新建立气腹，进行最后一次检查，以确保吻合口、肠管和网膜已恢复至解剖位置，且吻合口已止血。如果已将腹腔镜纱布放入腹部，则将其取出、移除 port 并排气。

（十四）关闭戳孔/切口（仰卧位）

腹膜用 1 号 PDS 线从切口的两端到中点连续缝合，并打结。皮下组织要彻底冲洗。皮下用 3-0 薇乔缝线重新缝合。皮肤用 4-0 丝线缝合，再用 Dermabond 黏合切口。

〔黛博拉·S. 凯勒〕

13　减孔乙状结肠及左半结肠切除术

手术步骤

1. 在 4 cm 的 Pfannenstiel（下腹部横切口）插入 SILS 端口，并根据需要在脐部额外做一个 5 mm 的戳孔以辅助（推荐）

2. 将网膜放置在横结肠上，将小肠从盆腔移至中线右侧（左侧抬高，头低脚高位）

3. 将直肠前外侧提起，以暴露骶岬前侧的肠系膜（左侧抬高，头低脚高位）

4. 在骨盆边缘切开腹膜（左侧抬高，头低脚高位）

5. 游离直肠上动脉后方的腹膜后间隙至侧腹壁（左侧抬高，头低脚高位）

6. 分离血管（左侧抬高，头低脚高位）

（a）如果患有恶性肿瘤，从肠系膜下动脉起始处解剖左结肠动脉

（b）如果患有良性肿瘤，围绕直肠上动脉在所需离断肠系膜处打开系膜

7. 离断血管（左侧抬高，头低脚高位）

（a）对于恶性肿瘤，在左结肠动脉分支起点以下处离断肠系膜下动脉根部

（b）对于良性肿瘤，在打开的肠系膜开口处离断直肠上动脉

8. 从降结肠/乙状结肠向脾曲进行由外侧向内侧的解剖，切开 Toldt 白线（左侧抬高，轻度头低脚高位）

9. 脾曲的游离（左侧抬高，轻度头高脚低位）

10. 根据病变的远端范围，将直肠-乙状结肠交界处游离，离断肠管和系膜（左侧抬高，头低脚高位）

11. 取出并切除标本，准备进行吻合（仰卧位）

12. 体内吻合（陡峭的头低脚高位）

13. 关闭 Pfannenstiel 切口和脐部切口（仰卧位）

技巧和窍门

1. 这个确切的手术步骤可以通过 Pfannenstiel 切口或脐部的一个单孔切口完成。我们建议在肚脐处使用一个额外的 5 mm 的切口，用于放置镜头，以有效地扩大视野。这种方法被称为"SILS＋1 技术"。其手术步骤基本相同。

2. 悬吊起直肠乙状结肠后，若骶骨岬不可见，这常见于肥胖患者或乙状结肠松弛的患者，此时需小心谨慎地抓取靠近骨盆边缘的系膜，并将乙状结肠轻轻翻转，务必注意不要撕脱系膜。

3. 当小肠难以从盆腔中拖出时，采取更陡峭的头低脚高位，以由下至上的方向松解回盲部粘连，使盲肠移出盆腔。如果在松解粘连后仍可见小肠，可让助手轻轻抓住远端回肠向右上方向牵拉。

4. 在骨盆边缘处的腹膜切开时，对于体型较瘦的患者要谨慎行事，因为骶脂肪垫的缺失可能会导致左髂静脉、生殖血管、腹主动脉自主神经和左输尿管附着于组织上。尽管解剖结构可能更明显，但在进入该平面时要格外小心。

5. 在确认已经沿着骨盆边缘切开并进入了正确的手术平面后，应该能够立即看到腹膜后间隙的充气性分离。

6. 我们更倾向于使用腔镜闭合器来离断血管根部，因为同样的吻合器也将用于切断远端肠管。这是外科医生的选择，其他替代方法也是适用的，如能量设备、血管夹和内圈套扎。

7. 识别左结肠动脉和暴露腹膜平面可能很困难，特别是在肥胖患者中。小肠可由助手牵拉至中线右侧以暴露左结肠动脉。左结肠动脉通常可见于肠系膜中，沿血管搏动方向可定位其正确位置。然后术者牵拉系膜以识别左结肠动脉的搏动，找到主动脉和左结肠动脉之间的理想进入点。一旦确定切入点，手术医生在此位置切开一个"窗口"，然后从这个"窗口"下方抬起，以暴露腹膜后间隙。

8. 沿直肠上方在盆腔两侧打开腹膜，切开的范围应超出预定离断水平，确保进行吻合时肠管活动自如，直肠处于无张力状态。在直肠中段以外的区域进行解剖时要谨慎，以避免侧支出血或神经损伤。

9. 乙状结肠隐窝是输尿管经常受伤的区域，因为输尿管和生殖血管经常被拉入此区域。要用左手的操作钳钩住肠系膜下方，将皱褶拉平，然后紧挨着结肠切开腹膜。

10. 如果可能的话，无论良恶性疾病，将吻合口移至直肠上段，以避开乙状结肠的高张力区域。

11. 在使用吻合器进行吻合时，要确保肠管平展在吻合器中，而不是在吻合器钳口处聚成一团。如果需要，可以使用两把吻合钉，以确保肠管平展，而不是强行将肠管塞进吻合器钳口中。

12. 如果标本体积太大而无法通过切口取出，不要强行取出，以免系膜被撕裂，肿瘤破裂。最常见的限制因素是皮肤，只需在高张力的两侧切开几毫米，标本通常很容易取出。钉砧尽量刚好从吻合钉线处钻出。在需要重新检查吻合口的情况时，将钉合线置于最前面，并置于手术视野和可及范围内。

13. 线形钉合线经常像"狗耳"一样延伸到圆形钉合器的边缘之外，并可能成为吻合口漏的薄弱点。要谨慎操作，不要把两端的组织都装进圆形钉合器中，因为这可能会使组织过多而无法确保吻合的牢固。解决这个问题的方法包括将吻合钉砧倾斜，这样一侧被纳入圆形钉合线中，留下一个长的"狗耳"。可以通过在"狗耳"两侧的吻合口处用 3 - 0 可吸收缝线间断缝合以增加安全性。

手术步骤详解

（一）在 4 cm 的 Pfannenstiel 切口插入 SILS 端口，并根据需要在脐部额外做一个 5 mm 的戳孔以辅助（推荐）

触诊患者的耻骨联合，向上 2 cm 做标记。确认中线位置后，做一个 4 cm 的标记以引导切口。使用 15 号刀片切开皮肤，然后使用电刀向深层切开，穿过真皮和皮下组织。当切口深至腹直肌筋膜时，插入拉钩以暴露。水平切开筋膜，向上牵拉其外侧边缘，以避免进入腹股沟管。垂直向上牵拉拉钩以暴露，切开筋膜，用两个血管钳夹住上筋膜边缘，向上继续切开几厘米的腹膜。使用钝性分离和电刀联合进行解剖；将肌肉从筋膜中推开。避免血管出血。以同样的方式打开下一层筋膜。抓住中线处的腹膜，将其抬起，然后小心地打开，以容纳一根手指。腹膜在术者的手指上被安全地垂直打开，长度 4～6 cm。置入单孔 port 向腹腔内注入气体并插入 30°腹腔镜摄像头。用 15 号刀片在脐部做一个切口。在直视下，将一个 5 mm 戳孔 port 放置到盆腔方向。将镜头切换到脐部端口，并观察腹部。

（二）将网膜放置在横结肠上，将小肠从盆腔移至中线右侧（左侧抬高，头低脚高位）

使用两个无损抓钳，抓住网膜的边缘，并将网膜放置在镰状韧带两侧的横结肠上。如果遇到粘连的话，此步骤可能需要更长时间。在采取头低脚高位后，将小肠从盆腔中取出并放置在骨盆正中线的右侧。

（三）将直肠前外侧提起，以暴露骶岬前侧的肠系膜（左侧抬高，头低脚高位）

使用无损伤抓钳，沿前外侧方向抓住并提起直肠乙状结肠区的结肠，使肠系膜下动脉处的腹膜处于紧张状态。

（四）在骨盆边缘切开腹膜（左侧抬高，头低脚高位）

用能量设备或剪刀在骨盆边缘的腹膜上做一个浅表切口，将抓钳插入腹膜缺损处，并在直肠上动脉下方向上牵开。然后，使用三角技术，逐步打开腹膜后间隙，并在肠系膜下方形成一个平面。

（五）游离直肠上动脉后方的腹膜后间隙至侧腹壁（左侧抬高，头低脚高位）

使用三角技术，在直肠上动脉下方继续向左侧壁解剖。注意识别和保护侧面的输尿管和生殖血管。继续向侧壁解剖，向下至直肠上端，向上至直肠上动脉起始处。

（六）分离血管（左侧抬高，头低脚高位）

根据良恶性病变不同，分离血管也会有所不同。对于这两种疾病，都要识别并游离直肠上动脉的下缘。如果是恶性疾病，则在左结肠动脉的起始处和靠近其起源处高位结扎肠系膜下动脉，以确保沿着肠系膜下动脉根部进行完全的淋巴结切除。在这里，我们将左结肠动脉从其肠系膜下动脉的起源处识别并游离出来，并切开左结肠动脉下方的腹膜，从而形成通往腹膜后间隙的窗口。打开平面，保护下方的Gerota筋膜。向左结肠横向打开该平面，并继续向下朝肠系膜下动脉根部方向游离，直到从根部下方遇到之前的腹膜后剥离平面。如果病变是良性的，在肠系膜下动脉的预期离断点周围打开。

（七）离断血管（左侧抬高，头低脚高位）

对于恶性肿瘤，分离并离断左结肠动脉起始部下方的肠系膜下动脉。血管根部的上方和下方的腹膜后平面应该是贯通的。将肠系膜向上绷紧，将形成"鹰征"，其中肠系膜下动脉根部作为鹰身，左结肠动脉作为上翼，直肠上动脉作为下翼。肠系膜向上提起，"鹰征"显露，再次确认并保护输尿管。然后，使用血管夹夹住将肠系膜下动脉（鹰身）并离断。

对于良性病变，打开直肠上动脉上方的手术窗口以离断血管。离断直肠上动脉，暴露其从肠系膜下动脉起始处并解除张力。松解后腹膜粘连，并置入钉仓或适当的能量设备，确认再次看到输尿管并远离。然后在打开的肠系膜术野中分离直肠上动脉。

（八）从降结肠/乙状结肠向脾曲进行由外侧向内侧的解剖，切开Toldt白线（左侧抬高，轻度头低脚高位）

从靠近乙状结肠隐窝的区域开始，使用能量设备在靠近结肠处的近端切开。左手在张力下牵拉结肠，暴露出适当的平面。继续扩展平面，进入已经建立的腹膜后间隙。

（九）游离脾曲（左侧抬高，轻度头高脚低位）

沿乙状结肠外侧进行解剖，靠近结肠，从外侧向内侧游离脾曲部分。随着解剖向近端移动，不断改变你的左手的位置，以确保结肠脾曲在内下方向保持张力，而不会撕裂脾包膜。一直解剖到小网膜囊。

（十）根据病变的远端范围，将直肠-乙状结肠交界处游离，离断肠管和系膜（左侧抬高，头低脚高位）

从直肠右侧乙状结肠反折处开始，将腹膜释放到之前的解剖位置。左手以侧向上方的姿势向右侧直肠乙状结肠反射方向牵拉，使腹膜沿右侧直肠乙状结肠反射方向展开。

将腹膜切开至骨盆，向下进行解剖，若该部位为良性病变，则穿过直肠上端有粘连点的部位，如果该部位为恶性病变，则要在肿瘤远端数厘米切断以保证阴性切缘。然后，向内和向上翻折直肠-乙状结肠交界处，游离乙状结肠间粘连，将游离下的肠管翻到与右侧相同的高度，并从粘连处分离直肠乙状结肠。选择适当的横断面水平，将肠系膜与该区域分开，确保直肠无损伤。对于恶性疾病，确保横断点位于肿块远端至少5 cm处，并且切除肠系膜。对于良性病变，确保横断位于直肠上段，即粘连的部位。确保肠管裸化，使用蓝钉在直肠上端离断。横断后，结肠在一定的解剖位置上妥善放置，为取出做准备。抓住吻合钉线，从单孔装置上取下帽盖，并拖出肠管。

（十一）取出并切除标本，准备进行吻合（仰卧位）

将标本拖出体外，确认游离下的血管根部是标本的一部分。从拟切除部位肠段周围离断降结肠肠系膜。在拟定的水平处切断肠管，放置一个荷包线，置入并固定一个29号圆形钉砧。将结肠送回腹部。检查手术标本的切缘是否足够。

（十二）体内吻合（陡峭的头低脚高位）

将结肠放回腹部，重新放置port，重新建立气腹。通过检查肠系膜的离断边缘，确保结肠的方向没有扭曲。检查方向后，确认带有钉砧的肠管没有张力地落入盆腔。在腹腔镜的引导下，将29号圆形吻合器经肛门插入直肠，并小心地将其推进直肠残端尖端。打开吻合器上的钉，使钉正好从吻合线后部突出。避免直接穿过吻合线，因为这会导致吻合线松开。将钉砧引导到钉座上，确认正确连接。吻合器关闭并击发。通过钳夹和夹闭骶骨岬水平附近的结肠，并向骨盆内注入冲洗液来测试吻合。直肠在水下用空气膨胀，使用直肠镜或球形注射器评估是否漏气。然后检查吻合器的"甜甜圈"是否完整。

（十三）关闭 Pfannenstiel 切口和脐部切口（仰卧位）

用 2 - 0 薇乔线连续缝合腹膜。如果需要，用 Kocher 夹钳夹住筋膜，并用两根 1 号 PDS 缝合线连续缝合，从两侧边角开始向中间汇合。用连续的 4 - 0 单丝缝合线缝合皮肤。如果使用脐部戳孔，用单根 4 - 0 可吸收缝线皮下缝合戳孔。

〔黛博拉·S. 凯勒〕

14　单孔全结肠切除术

手术步骤

1. 置入 port。

（a）经脐。

（b）造口部位——如果预先确定要造口。

2. 将网膜置于横结肠上方，将小肠从盆腔中线拖向左侧（右侧抬高，头低脚高位）。离断回结肠血管并检查右结肠血管的起源。

3. 腹腔镜下游离右结肠和末端回肠。

4. 腹腔镜下游离横结肠并充血游离脾曲。

5. 结肠中血管分离。

6. 腹腔镜下游离左结肠。

7. 直肠上段、直肠中段和降结肠网膜的游离和切除。

8. 将直肠乙状结肠前外侧部分拉起，通过骶骨岬显露其肠系膜（左侧抬高，头低脚高位）。

9. 在骨盆边缘切开腹膜（左侧抬高，头低脚高位）。

10. 在直肠上动脉深面向侧壁分离腹膜后平面（左侧抬高，头低脚高位）。

11. 血管分离和离断（左侧抬高，头低脚高位）。

12. 切除标本，准备吻合（仰卧位）。

13. 腔内吻合（陡峭的头低脚高位）。

14. 关闭切口（仰卧位）。

15. 右髂窝造口（仰卧位）——可选项。

技巧和窍门

1. 如果预计要做肠造口的话，则将 port 放置在预先标记的右下腹位置。

2. 如果预计没有造口，或者标本太大无法通过造口部位取出的话，则将 port 放置在脐部。

3. 从右侧开始解剖可以提高手术效率。

4. 手术的关键是找到系膜的无血管区和边界，这有助于离断结肠中血管。

5. 腹腔镜镜头始终放在顶端的戳孔

6. 不同设备的 1、2、3 优先级可以提高效率。♯1 是镜头，始终优先。♯2 是无创抓钳，不要随意移动。♯3 是能量设备。

手术步骤详解

（一）置入 port

除非预先计划要造口，否则将把 port 放置在脐部。脐部放置时，在手术贴膜上开一个洞，以暴露脐周围的皮肤，用 15 号手术刀从脐部中心做一个 2.5 cm 的竖直切口，用电刀穿过真皮和皮下组织，切开深部组织，拉钩拉开皮肤，触摸切口上部的脐蒂，切开脐蒂以打开切口并暴露脐带环，抓住脐带环的两侧，垂直打开筋膜，长度大约为 4 cm。插入 GelPOINT 装置的环，将环向下拨动以贴合腹壁。将一块腔镜纱布置入腹部，然后将盖子盖在 GelPOINT 上。如果使用 SILS port，则先插入腔镜纱布，然后再插入 port。向腹部注入气体，插入 30°腹腔镜镜头，并检查腹腔。

如果放置在造口部位，在标记部位取下 2 cm 的圆形表皮。切开筋膜，保留腹壁脂肪组织，用电刀将切口向下穿过皮下组织。拉钩暴露皮肤。提起腹直肌，纵向打开 2 cm。使用血管钳将肌肉展开以暴露腹膜。用另一个血管钳抓住它，并用组织剪打开腹膜。一旦确认安全进腹，打开长约 4 cm 的切口。插入 GelPOINT 装置的环，将环向下拨动，使其贴合腹壁。如果使用 SILS port，插入腔镜纱布，然后插入 port。向腹部充气，插入 30°腹腔镜镜头，并探查腹腔。

（二）将网膜放在横结肠上，将小肠从盆腔移出至中线左侧（左侧抬高，轻微的头低脚高位）

使用两个无损伤抓钳，抓住网膜边缘，将网膜放在镰状韧带两侧的横结肠上。如果遇到先前的粘连，这一步可能需要更长的时间。将小肠从盆腔中移出，在采取头低脚高体位后将其完全放在中线的左侧。

（三）在直乙交界处前外侧，骶骨岬上方切开暴露肠系膜（左侧抬高，轻微头低脚高位）

使用无创抓钳，沿前外侧方向在直乙交界处抓住并提起结肠，将腹膜朝向肠系膜下动脉方向拉紧。

（四）在骨盆边缘切开腹膜（左侧抬高，轻微的头低脚高位）

用能量设备或剪刀在骨盆边缘的腹膜上做一个浅表切口，将抓钳插入腹膜缺损处，并在直肠上动脉（SRA）下方向上牵拉。然后，使用三角技术，逐步向下游离腹膜，拓展腹膜后间隙。

（五）在直肠上动脉下方将腹膜后平面游离到后侧壁（左侧抬高，轻微的头低脚高位）

使用三角技术，在直肠上动脉下方继续向左侧壁解剖。注意识别和保护侧面的输尿管和生殖血管。继续向侧壁解剖，向下至直肠上端，向上至直肠上动脉起始处。

（六）血管分离（左侧升高，轻微的头低脚高位）

根据良恶性疾病不同，血管分离也会有所不同。对于这两种疾病，都要识别并游离直肠上动脉的下缘。如果是恶性疾病，则在左结肠动脉的起始处和靠近其起源处的高位结扎肠系膜下动脉，以确保沿着肠系膜下动脉根部进行完全的淋巴结切除。在这里，我们将左结肠动脉从其肠系膜下动脉的起源处识别并游离出来，并切开左结肠动脉下方的腹膜，从而形成通往腹膜后间隙的窗口。打开平面，保护下方的 Gerota 筋膜。向左结肠横向打开该平面，并继续向下朝肠系膜下动脉根部方向游离，直到从根部下方遇到之前的腹膜后剥离平面。如果病变是良性的，在肠系膜下动脉的预期离断点周围打开。

（七）血管离断（左侧抬高，头低脚高位）

对于恶性肿瘤，分离并离断左结肠动脉起始部下方的肠系膜下动脉。血管根部的上方和下方的腹膜后平面应该是贯通的。将肠系膜向上绷紧，将形成"鹰征"，其中肠系膜下动脉根部作为鹰身，左结肠动脉作为上翼，直肠上动脉作为下翼。肠系膜向上提起，"鹰征"显露，再次确认并保护输尿管。然后，使用血管夹夹住将肠系膜下动脉（鹰身）并离断。

对于良性病变，打开直肠上动脉上方的手术窗口以离断血管。离断直肠上动脉，暴露其从肠系膜下动脉起始处并解除张力。松解后腹膜粘连，并置入钉仓或适当的能量设备，确认再次看到输尿管并远离。然后在打开的肠系膜术野中分离直肠上动脉。

（八）从降结肠/乙状结肠到脾曲，横向切开内侧的 Toldt 白线（左侧抬高，轻微的头低脚高位）

从靠近乙状结肠隐窝的区域开始，使用能量设备在靠近结肠处的近端切开。左手在张力下牵拉结肠，暴露出适当的平面。继续扩展平面，进入已经建立的腹膜后间隙。

（九）游离脾曲（左侧抬高，轻度头高脚低位）

沿乙状结肠外侧进行解剖，靠近结肠，从外侧向内侧游离脾曲部分。随着解剖向近端移动，不断改变你的左手的位置，以确保结肠脾曲在内下方向保持张力，而不会撕裂脾包膜。一直解剖到小网膜囊。

（十）转向直乙交界处，分离肠和肠系膜（左侧抬高，陡峭的头低脚高位）

从直肠右侧乙状结肠反折处开始，将腹膜释放到之前的解剖位置。左手以侧向上方的姿势向右侧直肠乙状结肠反射方向牵拉，使腹膜沿右侧直肠乙状结肠反射方向展开。将腹膜切开至骨盆，向下进行解剖，若该部位为良性病变，则穿过直肠上端有粘连点的部位，如果该部位为恶性病变，则要在肿瘤远端数厘米切断以保证切缘阴性。然后，向内和向上翻折直乙交界处，游离乙状结肠间粘连，将游离下的肠管翻到与右侧相同的高度，并从粘连处分离直肠乙状结肠。选择适当的横断面水平，将肠系膜与该区域分开，确保直肠无损伤。对于恶性疾病，确保横断点位于肿块远端至少 5 cm 处，并且切除肠系膜。对于良性病变，确保横断位于直肠上段，即粘连的部位。确保肠管裸化，使用蓝钉在直肠上端离断。横断后，结肠在一定的解剖位置上妥善放置，为取出做准备。抓住吻合钉线，从单孔装置上取下帽盖，并拖出肠管。

（十一）取出并切除标本，准备吻合（仰卧位）

将标本拖出体外，确认游离下的血管根部是标本的一部分。（图 14 - 1）从拟切除部位肠段周围离断降结肠肠系膜。在拟定的水平处切断肠管，放置一个荷包线，置入并固定一个 29 号圆形钉砧。将结肠送回腹部。检查手术标本的切缘是否足够。

（十二）体内吻合（陡峭的头低脚高位）

将结肠放回腹部，重新放置 port，重新建立气腹。通过检查肠系膜的离断边缘，确保结肠的方向没有扭曲。检查方向后，确认带有钉砧的肠管没有张力地落入盆腔。在腹腔镜的引导下，将 29 号圆形吻合器经肛门插入直肠，并小心地将其推进直肠残端尖端。打开吻合器上的钉，使钉正好从吻合线后部突出。避免直接穿过吻合线，因为这会导致吻合线松开。将钉砧引导到钉座上，确认正确连接。吻合器关闭并击发。通过钳头和夹闭骶骨岬水平附近的结肠，并向骨盆内注入冲洗液来测试吻合。直肠在水下用空气膨胀，使用直肠镜或球形注射器评估是否漏气。然后检查吻合器的"甜甜圈"是否完整。

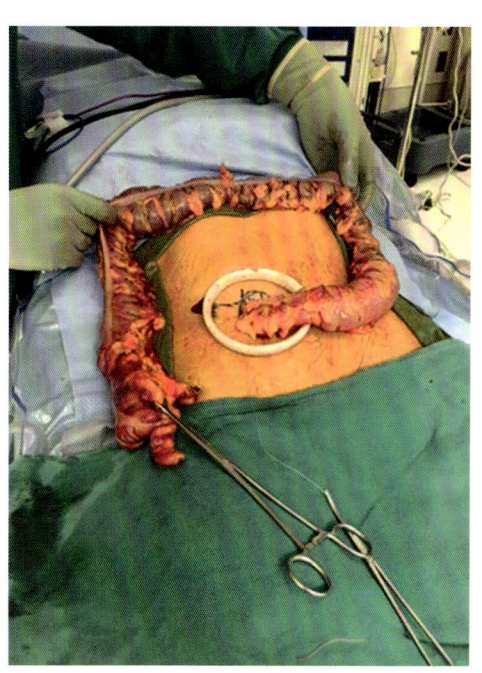

图 14 - 1　通过脐部 port 取出全结肠标本

（十三）关闭脐部切口（仰卧位）

用血管夹钳夹住筋膜，并用两根 1 号 PDS 缝合线连续缝合，从两侧边角开始向中间汇合。然后用 4 - 0 可吸收线皮下连续缝合线关闭皮肤。

（十四）造口（可选）

如果进行了造口的话，在完成吻合术之后，标记末端回肠的正确位置和方向。在肠袢近端和远端缝线以帮助定位，并在拟造口的肠袢上放置肠钳固定。释放气腹，移除 port，并在巴氏钳的帮助下将肠袢提出。确认正确的方向。游离约 4 cm 的回肠。打开前壁，使用三根 3 - 0 铬制缝线将远端固定于真皮上。使用 3 - 0 铬制缝线以 Brooke 方式固定肠管，并放置造口袋。

〔黛博拉•S. 凯勒及安妮尔•P. 盖斯勒〕

15   单孔回肠储袋肛门吻合重建直肠切除术

简　介

Ravitch 和 Sabiston 于 1947 年首次描述了全结直肠切除术后的回肠肛管吻合[1]。尽管这种手术使患者免于造口，但回肠是经过肛门括约肌通过手工缝合与肛门皮肤进行端端吻合的，这造成了术后不太让病患接受的排便频率频繁。为了改善功能性结局和生活质量，1978 年 Parks 和 Nicholls[2] 报道了一种使用回肠储袋的替代方法。该方法结合了 Kock 回肠造口术与腹膜返折下剩余直肠的黏膜切除术（译者注：相当于将回肠造口于肛门）。然后使用肛周缝合技术将 "S" 形的回肠储袋与齿状线进行吻合。后续还进行了许多改进和修正。目前，J 形回肠储袋肛门吻合术被认为是首选的手术方式。它具有良好的长期功能学结果，每天有 6 次半成形的排便，尿失禁极少。

回肠储袋的全结直肠切除术的两个主要适应证是药物治疗失败的溃疡性结肠炎和家族性腺瘤性息肉病。对于这两种病理类型，手术方式必须是腹腔镜手术。事实上，与开放手术相比，腹腔镜回肠储袋肛门吻合手术治疗溃疡性结肠炎具有改善短期效果和长期效果的优势，肠功能恢复更快，住院时间更短，小肠梗阻和切口疝的发生率更低[3]。此外，对于有怀孕愿望的育龄妇女，腹腔镜更是首选的手术方式，因为它可减少粘连形成和降低术后输卵管不孕的风险[4,5]。单孔腹腔镜手术可能是传统腹腔镜手术的下一个发展方向，可以进一步减少手术创伤。到目前为止，只有 6 项研究和 1 份病例报道报告了共有 51 名成人患者单孔回肠储袋肛门重建吻合全结直肠切除术的良好结果[6-12]。

在本章中，我们将描述我们通过单孔腹腔镜进行的回肠储袋肛门重建吻合全结直肠切除术的常规手术技术的步骤。

操作步骤

1. 单孔 port 的放置（平卧位）。
2. 脾曲游离（左侧抬高，头高脚低位）。
3. 左半结肠切除（左侧抬高，陡峭的头低脚高位）。
4. 直肠切除（左侧抬高，陡峭的头低脚高位）。
5. 右半结肠切除（右侧抬高，头低脚高位）。
6. 肝曲游离（右侧抬高，头高脚低位）。
7. 标本取出，J 形储袋构建（平卧位）。
8. 小肠放回腹腔后确保储袋可达肛门（陡峭的头低脚高位）。
9. 吻合（陡峭的头低脚高位）。
10. 回肠造瘘术（平卧位）。

提示与技巧

1. 如果进行三阶段手术，改进是在单孔 port 的位置进行结肠次全切除术和末端回肠造口术，并在手术后期进行储袋构建。
2. 简而言之，单孔 port 放置于预先标记回肠造口术的右下象限。软组织、结直肠系膜的解剖，浆膜制备和血管解剖都是通过使用能量器械实现的。结肠标本通过有伤口保护器的 port 处取出，并在腔外结扎回结肠动脉。然后，乙状结肠（直肠乙状结肠交界处上方）和回肠（靠近回盲交界处）在腔外闭合切除（用吻合器）。右髂窝行末端回肠造口术已经比较成熟，吻合器闭合的直肠乙状结肠残端放回腹部，或者在同一切口处行乙状结肠造口术。

3. 一旦左半结肠完全游离且直肠已横断后，我们建议将其轻柔放置到小肠上方，将小肠通过结肠下方送达左结肠旁沟。事实上，如果不进行这种操作，肠系膜可能会对标本取出造成障碍。

4. 回结肠蒂应在腔外进行解剖。事实上，在标本取出过程中，这个蒂束可以防止回肠系膜的扭转。

5. 在肠系膜根的解剖过程中，我们建议将患者置于右侧抬高且陡峭的头低脚高体位。这样，整个小肠可落入左上象限，这将有助于十二指肠的解剖与可视化。

6. 如果预计将在手术结束时在盆腔中放置负压引流管，则可以在左髂窝处多放置一个额外的 5 mm 戳孔，稍后预留为引流管部位。这个戳孔可用于帮助医生游离脾曲，以及在盆腔解剖过程中牵拉腹膜返折。腹腔镜镜头也可以应用此戳孔，以提高可视性，避免手术器械和镜头之间的碰撞。

操作步骤拓展

（一）单孔 port 的放置（平卧位，改良截石位）

手术前无需进行肠道准备。全身麻醉诱导后，患者取仰卧位，并做改良截石位放置。身体必须放置好并充分固定在手术台上，以防止患者在手术过程中滑落或神经损伤，因为有时需要夸张的头低脚高位和侧面抬高位。减压可以通过胃管和 Foley 导管完成。

单孔腹腔镜平台可以通过脐周切口放置。但是，由于我们通常在手术结束时进行预防性回肠造口术（两阶段回肠储袋-肛门吻合术），在腹壁右下象限计划造口部位做 3 cm 皮肤切口直接进入腹腔，可在术前提前标记。可以使用许多不同的设备：SILS port（Covidien，Norwalk，CT，USA）、GelPOINT 平台（Applied Medical，Rancho Santa Margarita，CA，USA）、GelPort 平台（Applied Medical）、TriPort 系统（Advanced Surgical Concepts，Wicklow，Ireland）、Quadport 系统（Olympus America，Center Valley，PA，USA）、SSL 系统（Ethicon Endo-SurgeryInc.，Cincinnati，OH，USA）、Spider 手术系统（Transenterix，Durham，NC）、R-port 系统（Advanced Surgical Concepts）和 Uni-X 单孔腹腔镜系统（Pnavel Systems，Morganville，New Jersey，美国）。我们通常使用 Octoport（Landanger），带有 5 或 10 mm 0°直式腹腔镜和传统的腔镜直抓钳。运用这一单孔系统，可同时使用 4 个端口，但大多数时候，我们只使用 3 个：一个用于镜头，两个用于左右手操作。有时，如果需要更多的暴露，可以使用第四个端口，但由于空间太小，我们一般不使用。然后向腹部注入二氧化碳建立气腹，压力为 12 mmHg。

（二）脾曲游离（左侧抬高，头高脚低位）

由于带回肠储袋-肛门吻合的全结直肠切除术需要精细解剖和结扎血管，我们使用能量装置（作者首选的能量平台是日本东京奥林巴斯医疗系统公司的 Thunderbeat）进行该手术。在良性疾病中，全结肠切除术采用从外侧到内侧的方法。我们认为，这样的解剖对于预防主动脉前腹下神经或盆丛损伤后的任何泌尿系统或性功能障碍至关重要。

第一步是脾曲的游离。显示器放置在患者的左侧。主刀医生站在患者的右侧，扶镜手与他同一侧。将患者置于头高脚低体位，并将其右侧向下倾斜（左侧抬高）。网膜与横结肠的分离从中线右侧的肝圆韧带旁边开始。进入网膜囊后，继续从右向左侧向脾曲进行解剖。如果脾曲似乎很难游离时，可以从近端降结肠横向继续解剖。

（三）左半结肠切除（左侧抬高，陡峭的头低脚高位）

一旦网膜被解剖，脾曲完全游离，需要将患者放置于陡峭的头低脚高位。左结肠以从外侧到内侧的步骤进行解剖。将附着于 Toldt 筋膜的乙状结肠和降结肠的外侧进行解剖，直到明确辨识出左侧输尿管。然后，识别、分离、结扎、切断左结肠蒂，像在任何良性疾病中一样，在结肠附近或离主动脉至少 5 cm 处切开，以避免神经损伤的风险。左结肠系膜和乙状结肠动脉分支从主动脉发出后向盆腔尾部方向继续延伸，并伴有紧密的结肠系膜分支。

（四）直肠切除（左侧抬高，陡峭的头低脚高位）

为了最大限度地降低盆腔神经损伤的风险，肠道特意在非肿瘤平面上进行切除，可将部分直肠系膜留在后方。因此，我们没有进入骶前间隙。我们称这种平面为"槽糕的直肠系膜切除术"（译者注：相对于全直肠系膜切除术 TME）。我们保留了直肠旁窝和道格拉斯窝。在最近一项包括 59 名患者的随机研究中，与全直肠系膜切除平面的解剖相比，这种类型的解剖需要花更长的时间[13]。然而，它的严重并发症的发生率显著降低、再入院率降低和短期生活质量提高。

直肠被完全游离到盆底，甚至可以打开部分括约肌间隙，以便留下尽可能小的直肠袖管。盆腔解剖可延展性的程度需要通过直肠指检来很好地评估。使用 60 mm 腔镜线性闭合器在离肛门直肠环不超过 2 cm 的盆底横向切断远端直肠（作者更喜欢使用 Echelon Flex，Ethicon Endo-Surgery）。女性应特别注意确保阴道后壁得到保护，避免受到损伤。

（五）右半结肠切除（右侧抬高，头低脚高位）

患者取右侧抬高，头低脚高体位。主刀医生站于患者两腿之间。扶镜手继续站在患者的右侧。与左半结肠一样，右半结肠通过侧向入路进行充分游离。解剖盲肠和升结肠的系膜，直到下腔静脉和十二指肠被辨识。右侧输尿管也需要辨识与保护。

（六）肝曲游离（右侧抬高，头高脚低位）

然后，患者取头高脚低体位。从左至右完成网膜与横结肠边缘的分离，并通过胰头的可视化充分游离肝曲。结肠中动脉和右结肠血管的不同分支被辨识、分离并在靠近结肠的位置进行结扎。解剖继续进行，将右侧结肠系膜向盲肠方向切开。

（七）标本取出，J 形储袋构建（平卧位）

然后对腹腔进行排气释放气腹。首先抓住切割直肠的闭合端，整个结肠和直肠从带有伤口保护器的单孔 port 取出。小肠应放置在中线左侧。末端回肠用直线切割器进行闭合切断。回结肠系带在腔外辨识和解剖。通过十二指肠和肠系膜的切缘，可以很容易地识别该系带。然后将 90 mm 直线切割闭合器进行 2～3 次击发的和圆形吻合器的钉砧插入储袋的顶部，以通常的方式构建 18 cm 回肠 J 型袋。

（八）小肠放回腹腔后确保储袋可达肛门（头高脚低位）（译者注：原文中就与标题中不一致）

小肠重新放入腹腔后，肠系膜根被分割到十二指肠和 Treitz 韧带，以使储袋可到达肛门。在张力过大的情况下，可以进行额外的 Kocher 操作，分离十二指肠的腹膜外侧粘连。在这个步骤中，主刀医生应站在患者两腿之间。

（九）吻合（头低脚高位）

然后将患者放回头低脚高体位。主刀医生和扶镜手移到患者右侧，显示器放在两腿之间。在建立吻合之前，主刀医生必须确保回肠储袋和肠系膜位置良好，没有扭曲。然后，用直径 28～31 mm 的腔内吻合器通过肛门进行双排钉回肠储袋-肛门吻合。

（十）回肠造瘘术（平卧位）

在单孔 port 的位置，常规行袢式回肠造口术，在回肠造口肠管的顶端作造口，以防止术后肠梗阻。

结　论

回肠储袋肛门吻合的全结直肠切除术是结肠直肠外科中最复杂的手术。这是一种技术复杂的干预措施，需要在腹部的所有象限进行解剖。单孔腹腔镜应在有良好手术经验和先进腹腔镜技术的外科医生中保留。然而，如果有足够的经验，该手术的每一步分解的操作都是可行的。可以使用一些技巧来避免转换为多孔或开放手术。在此情况下，需要进一步地对比研究来确定单孔腹腔镜与传统腹腔镜相比是否具有短期或长期的益处。

〔吉勒断　芒索及伊夫　帕尼斯〕

参考文献

［1］　Ravitch MM，Sabiston DC Jr. Anal ileostomy with preservation of the sphincter：a proposed operation in patients requiring total colectomy for benign lesions. Surg Gynecol Obstet. 1947；84(6)：1095 - 9.

［2］　Parks AG，Nicholls RJ. Proctocolectomy without ileostomy for ulcerative colitis. Br Med J. 1978；2(6130)：85 - 8.

［3］　Maggiori L，Panis Y. Surgical management of IBD-from an open to a laparoscopic approach. Nat Rev Gastroenterol Hepatol. 2013；10(5)：297 - 306. doi：10. 1038/nrgastro. 2013. 30.

［4］　Oresland T，Bemelman WA，Sampietro GM，Spinelli A，Windsor A，Ferrante M，et al. European evidence based consensus on surgery for ulcerative colitis. J Crohns Colitis. 2015；9(1)：4 - 25. doi：10. 1016/j. crohns. 2014. 08. 012.

［5］　Beyer-Berjot L，Maggiori L，Birnbaum D，Lefevre JH，Berdah S，Panis Y. A total laparoscopic approach reduces the infertility rate after ileal pouch-anal anastomosis：a 2-center study. Ann Surg. 2013；258(2)：275 - 82. doi：10. 1097/SLA. 0b013e3182813741.

［6］　Gash KJ，Goede AC，Kaldowski B，Vestweber B，Dixon AR. Single incision laparoscopic (SILS) restorative proctocolectomy with ileal pouch-anal anastomosis. Surg Endosc. 2011；25(12)：3877 - 80. doi：10. 1007/s00464 - 011 - 1814 - y.

［7］　Geisler DP，Condon ET，Remzi FH. Single incision laparoscopic total proctocolectomy with ileopouch anal anastomosis. Color Dis. 2010；12(9)：941 - 3. doi：10. 1111/j. 1463 - 1318. 2009. 02115. x.

［8］　Olson CH，Bedros N，Hakiman H，Araghizadeh FY. Single-site laparoscopic surgery for inflammatory bowel disease. JSLS. 2014；18(2)：258 - 64. doi：10. 4293/108680813X13753907292872.

［9］　Chambers WM，Bicsak M，Lamparelli M，Dixon AR. Single-incision laparoscopic surgery (SILS) in complex colorectal surgery：a technique offering potential and not just cosmesis. Color Dis. 2011；13(4)：393 - 8. doi：10. 1111/j. 1463 - 1318. 2009. 02158. x.

［10］　Geisler DP，Kirat HT，Remzi FH. Single-port laparoscopic total proctocolectomy with ileal pouch-anal anastomosis：initial operative experience. Surg Endosc. 2011；25(7)：2175 - 8. doi：10. 1007/s00464 - 010 - 1518 - 8.

［11］　Vestweber B，Galetin T，Lammerting K，Paul C，Giehl J，Straub E，et al. Single-incision laparoscopic surgery：outcomes from 224 colonic resections performed at a single center using SILS. Surg Endosc. 2013；27(2)：434 - 42. doi：10. 1007/s00464 - 012 - 2454 - 6.

［12］　Costedio MM，Aytac E，Gorgun E，Kiran RP，Remzi FH. Reduced port versus conventional laparoscopic total proctocolectomy and ileal J pouch-anal anastomosis. Surg Endosc. 2012；26(12)：3495 - 9. doi：10. 1007/s00464 - 012 - 2372 - 7.

［13］　Bartels SA，Gardenbroek TJ，Aarts M，Ponsioen CY，Tanis PJ，Buskens CJ，et al. Short-term morbidity and quality of life from a randomized clinical trial of close rectal dissection and total mesorectal excision in ileal pouch-anal anastomosis. Br J Surg. 2015；102(3)：281 - 7. doi：10. 1002/bjs. 9701.

16 纯单孔与单孔＋1 在低位前切除中的比较

根据我们的经验，低位前切除术对于减孔腹腔镜操作来说是理想的手术方式，除了单孔 port 另加一个脐部 5 mm 穿刺孔，用以克服技术和人体工程学的问题。根据每个外科医生的喜好，也可仅单独使用一个脐部或者剖宫产横切口部位的单孔 port，但在低位前切除手术中，我们更推荐"单孔＋1"操作方式。

操作步骤

1. port 的放置：剖宫产横切口部位或者预造口部位的 4 cm 切口和一个 5 mm 的脐部穿刺孔。
2. 大网膜翻至横结肠上方，小肠摆放至中线偏右侧。
3. 切开腹膜至 IMV 深处并拓展至腹膜后平面。
4. 高位结扎 IMV。
5. 游离左结肠动脉。
6. 脾曲游离。
7. 小肠拖出盆底。
8. 骶骨岬水平，直肠上动脉下方，中线偏外侧切开。
9. 沿着直肠上动脉游离。
10. 暴露 IMA 基底部确定断离平面。
11. 结扎 IMA 和左结肠动脉。
12. 由外侧向内侧游离乙状结肠。
13. 向盆底行全直肠系膜切除。
14. 切断直肠，取出标本。
15. 吻合。
16. 选择性袢式回肠造口。

提示与技巧

1. 近端游离结扎 IMV，避免损伤左结肠动脉，保证脾曲血供。
2. 沿着 Toldt 线向上游离脾曲时，解剖出肾脏的侧边界，最终到达脾下极时要紧贴结肠。
3. 紧贴 IMA 在起始部断扎左结肠动脉，以保证结肠足够的游离度。
4. 进行深面骨盆解剖时，助手应保持直乙结肠交界处肠腔前壁足够的牵引力，解剖左侧时，将肠管牵引至屏幕右下象限，解剖右侧时，将肠管牵引至屏幕左上象限。
5. 如果使用四方向镜，助手最好站立于患者左侧。
6. 通常与传统腹腔镜相比，单孔腹腔镜下钳夹肠管部位要距离病灶 1～2 cm，以避免操作器械拥挤。

操作步骤拓展

设置和体位

患者采用改良截石位，置于 Allen 或 Yellowfin 脚镫中，或置于分腿床上，双臂收起。直肠指检和硬质直肠镜检查需要在尽量少吹气的情况下进行。主刀医生站在患者的右侧，助手最初站在患者的左侧。进入腹腔并开始腹腔镜手术后，助手移至患者右侧，面向主刀医生。腹腔镜主显示器放置在患者右侧，与主刀医生的视线水平。助手充当摄像头支架，为主刀医生提供视野。如果使用四方向镜，助手可以留在患者的左侧。在手术床另一边操作镜头是灵活操控四方向镜需要克服的众多挑战之一。

（一）通过下腹部剖宫产横切口或预造口部位和 5 mm 脐部穿刺孔置入单孔＋1 入路装置（体位为仰卧位）

如果使用下腹部剖宫产横切口，则在患者耻骨联合上 2 cm 处做标记，确认中点，做 4 cm 切口。用 15 号手术刀切开皮肤，然后通过电刀穿过真皮和皮下组织加深切口。当切口至腹直肌筋膜时，拉钩水平牵引暴露筋膜并切开，向两侧延伸。然后将拉钩垂直牵开皮肤。钳夹并抬高白线，钝锐性结合将肌肉从筋膜上释放出来。充分游离后钳夹下方腹膜并抬高，然后切开以允许手指进入。腹膜在操作者手指上方安全垂直打开，长度约为 4 cm。如果使用 GelPOINT 设备，插入环形底盘并将环向下拨至贴合内侧腹壁。如果使用美敦力单孔 port，插入腔镜纱布，然后置入单孔 port。外科医生必须确保腔镜纱布在手术最后被移除。向腹部充气并插入 30°腹腔镜或四方向镜。使用 15 号手术刀，脐部划皮，直视下置入 5 mm 穿刺器。镜头移至脐部并探查腹腔。

如果计划行回肠造口术，使用预先标记的造口部位作为 port 置入点。使用 15 号手术刀或电刀在右下腹预造口部位作一个 2 cm 的圆形切口。切除表面皮肤，留下皮下脂肪，随着切口加深，置入拉钩以便于暴露。纵向切开腹直肌前鞘，暴露腹直肌。用止血钳将腹直肌分开。拉钩牵开肌肉以便更深层次地暴露。用两把止血钳固定腹膜并小心切开以免损伤下方肠管，手指探查以确保进入腹腔。如果使用 GelPOINT 设备，插入环型底盘并将环向下拨至贴合内侧腹壁。如果使用美敦力单孔 port，插入腔镜纱布，然后置入单孔 port。外科医生必须确保腔镜纱布在手术最后被移除。向腹部充气并插入 30°腹腔镜或四方向镜，探查腹腔。

同理，单孔操作平台也可以在脐部放置，如其他地方所述。

（二）彻底探查腹腔后，将大网膜置于横结肠上方并将小肠翻至中线偏右侧

使用两把无创抓钳，抓住大网膜的边缘，将大网膜翻至横结肠上镰状韧带两侧。小肠从盆底拖出并完全翻至中线右侧，暴露屈氏韧带（图 16-1）。

（三）切开腹膜至 IMV 深处并拓展腹膜后平面（体位为左侧抬高，轻微头低脚高位）

肠系膜下静脉和左结肠动脉沿着降结肠系膜的基底部横向平行延伸。使用无创抓钳，抓住并提起 IMV，张紧其下方腹膜。在 IMV 下方腹膜做一个浅表的切口并将抓钳插入腹膜缺损处。然后使用三角技术，游离腹膜后拓展肠系膜下方平面。继续向上解剖至脾静脉和胰腺的水平，并横向移行至脾曲（图 16-2）。

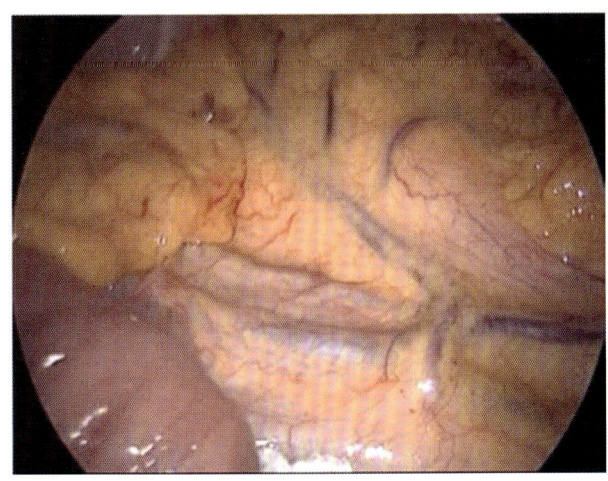
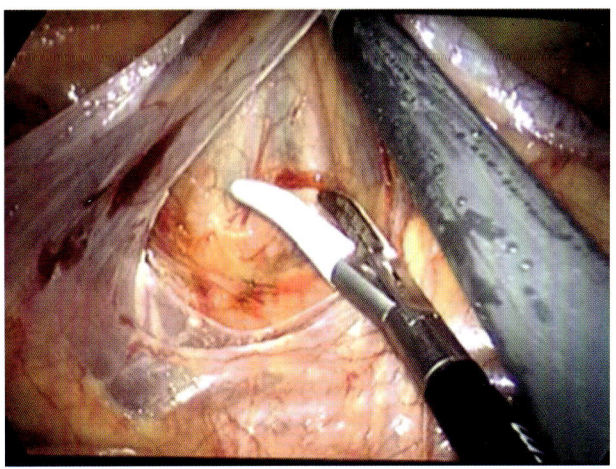

图 16-1　脾脏解剖时，Trietz 韧带、肠系膜下静脉和左结肠动脉的术中视图　　图 16-2　在肠系膜下静脉下切开腹膜并展开腹膜后平面

（四）高位结扎 IMV（体位为左侧抬高，轻微头高脚低位）

解剖并充分游离 IMV，使其脱离腹膜覆盖物，然后进行高位结扎（图 16-3）。

（五）游离左结肠动脉

结扎离断 IMV 后，左结肠动脉可被视为肠系膜下动脉蒂发出向近端脾曲的直接延伸。我们用"鹰征"来描述这个解剖结构。肠系膜下动脉血管蒂是鹰身，左结肠动脉下方的腹膜为上翼，直肠上动脉下方的腹膜为下翼（图 16-4）。抬起左结肠动脉并清扫剩余的腹膜后附着物游离"鹰的上翼"。

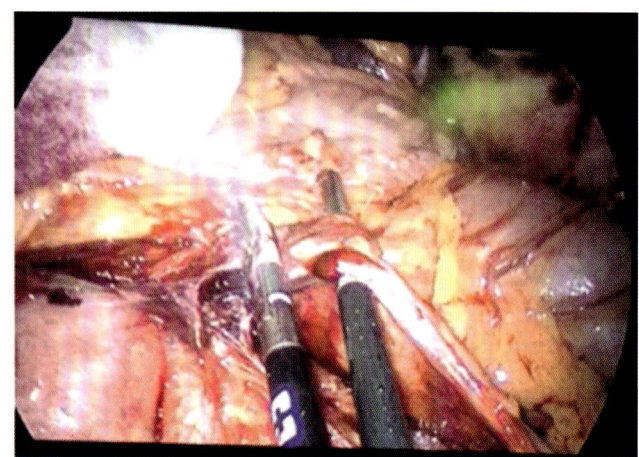

图 16-3　高位结扎肠系膜下静脉

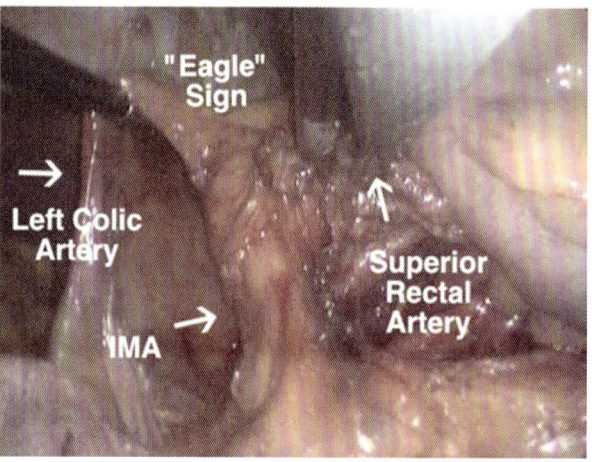

图 16-4　肠系膜下动脉的"鹰征"，直肠上动脉
走行于下翼，左结肠动脉走行于上翼

（六）完全游离脾曲

用无创抓钳钳夹降结肠并向中下方牵拉，暴露外侧侧腹膜。沿 Toldt 白线切开，贴近结肠继续向近端解剖直至脾曲（图 16-5）。

腹膜后平面相互融合。将结肠向内下方牵拉，游离脾结肠韧带，注意不要撕脱脾包膜。大网膜悬置，靠近横结肠侧切开胃结肠韧带，进入小网膜囊。将大网膜与横结肠分离，从内侧向外侧移动完成游离脾曲。在此过程中，游离要靠近结肠并确保胃的位置并远离其解剖。横结肠和降结肠应被充分游离。或者，小网膜囊可以在胃大弯侧下方被切开，然后由内侧向外侧进行解剖。在学习曲线早期，可以首选此步骤以确保中线处切口的最小化。

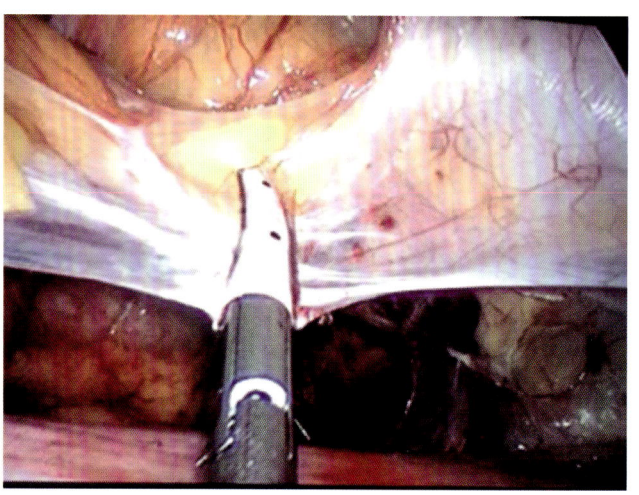

图 16-5　外侧至内侧解剖

（七）将小肠拖出盆底（体位为左侧抬高，陡峭的头低脚高位）

此时，将小肠拖出盆底并摆放至中线偏右侧。如果需要，腔镜纱布可以帮助固定小肠。

（八）直肠上动脉下方骶骨岬内侧向外侧的解剖

轻轻地将乙状结肠向头侧牵拉，在其入骨盆处识别直肠。抓住乙状结肠系膜并将其向前腹壁牵拉，识别 IMA 起始部及结肠系膜内延伸为直肠上动脉向骨盆的走行。在直肠上动脉下方骨盆底处腹膜处做一个表浅切口（图 16-6）。

将抓钳插入腹膜缺损处，使用三角技术，游离腹膜后和腹膜后结构，并抬高 SRA 和肠系膜。仔细游离主动脉前方腹下神经丛的背侧以保护它。继续向侧腹壁横向解剖，在降结肠下方向脾曲方向继续解剖。小心识别并保护左侧输尿管和生殖血管。

（九）识别"鹰征下翼"

游离直肠上动脉下方的肠系膜，暴露出"鹰征下翼"。

（十）将游离后的腹膜后平面融合，显露 IMA 起始部

现在，"下翼"和"上翼"均被完全游离，可以从下方的腹膜处将其自由提起。抓钳可以从肠系膜下动脉血管蒂后方穿过，连接 IMA 下平面和 IMA 上平面。当输尿管向近端走行时，再次识别输尿管，以确保其远离解剖区域。

（十一）结扎 IMA 和第二次结扎左结肠动脉

游离 IMA 血管蒂，并使用腹腔镜血管吻合器/白钉钳闭切断 IMA（如果可行的话，同时进行 IMV 的钳闭切断）（图 16-7）。

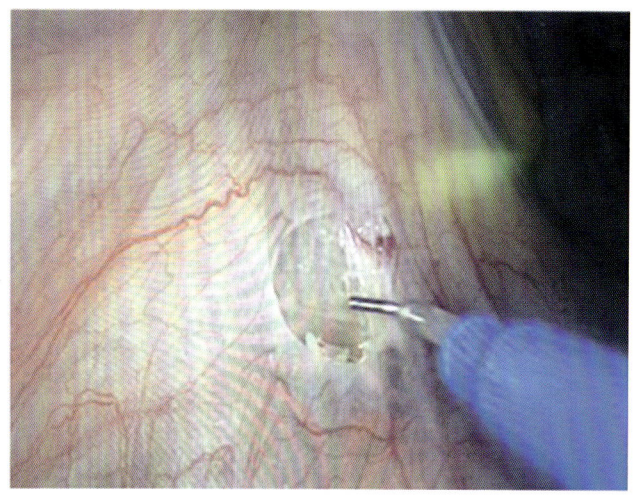

图 16-6　直肠上动脉下方，骶骨岬内侧向外侧游离形成"鹰征下翼"

或者使用超声刀切断直径达 7 mm 的钙化极小或没有钙化的血管。闭合吻合器后需再次检查输尿管以确保它远离并受到保护。确保吻合器两端清晰可见，然后激发吻合器。打开吻合器前，钳夹吻合口两侧断端，以协助控制出血。激发吻合器，血管蒂被横切后，抓住腹膜，将左结肠动脉靠近其起源处与 IMA 分开。

（十二）由乙状结肠的外侧向内侧解剖（体位为左侧抬高，陡峭的头低脚高位）

左手使用无创抓钳将乙状结肠向内侧牵拉，张紧外侧侧腹膜。紧贴结肠，切开直肠和乙状结肠的左侧侧腹膜，使得乙状结肠和降结肠完全游离。左侧侧面打开应该与先前的腹膜后解剖平面

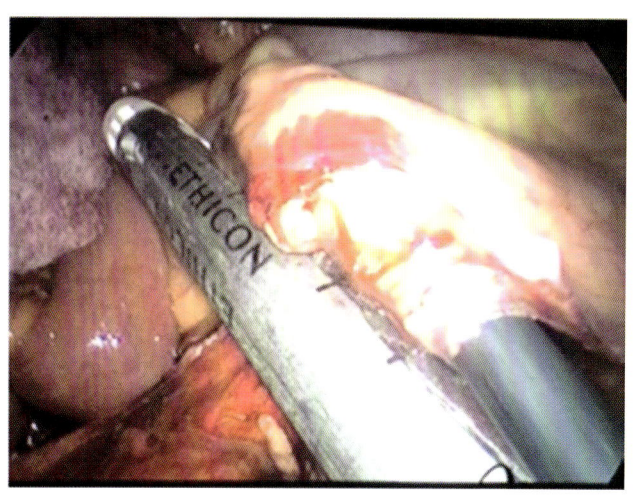

图 16-7　结扎 IMA

相融合。助手的另一个抓钳可能需要将降结肠向内下方牵拉以提供足够的张力。应再次识别并避免对生殖血管和输尿管造成任何伤害。

（十三）盆腔解剖和 TME

使用无损伤抓钳来提拉直乙状结肠处，使肠管离开骨盆并远离腹膜后和骶岬，暴露骶前间隙。识别直肠系膜后方，锐性分离直肠系膜后平面，将直肠包膜自骶骨前方游离。在骶前间隙水平切开，注意保护经骶骨前方进入骨盆的腹下神经。继续沿骶前间隙解剖，经无血管平面直至骨盆底。直肠后方解剖后，侧面解剖建议从直肠的右侧开始。腹膜是分割精囊或直肠阴道的隔膜。解剖从右侧腹膜前方的游离面处继续（图 16-8）。

前方的游离解剖需仔细辨别男性的精囊和女性的阴道。无创抓钳用于牵开直肠前方的腹膜。在女性中，解剖起始于道格拉斯窝处腹膜的识别，将子宫向前牵开后，向前切开 1～2 cm。在男性中，可以通过将膀胱向前牵拉来识别腹膜，在腹膜返折上 1～2 cm 处切开。解

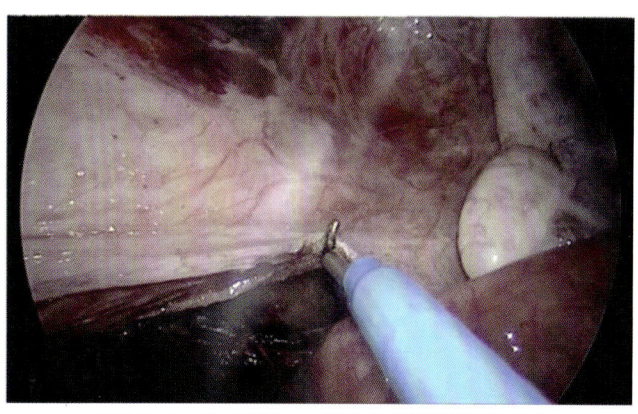

图 16-8　直肠解剖，位于右侧腹膜的游离缘

剖向下延续至将盆腔器官与直肠前壁分开的 Denonvilliers 筋膜，并继续向下。然后将肠管向右上象限牵拉，重复左侧的侧向解剖。侧向解剖后，直肠向下的解剖将更进一步，沿直肠系膜背侧至直肠系膜下方至肛提肌水平。

（十四）切割直肠并将标本取出

如果需要，可以通过直肠镜检查再次确定远端切割线。在直肠后壁和直肠系膜前部之间切开一个平面。在指定的切除点，从右侧开始将直肠系膜锐性分开，裸化肠管。使用 1～2 把腔镜切割吻合器自右向左关闭切割直肠，或者可以采用前-后入路或后-前入路缝合器垂直于直肠进行横切，确保病灶包含在标本中，并具有足够的边缘。钳夹横断的肠管及切断的 IMA 根部并拖出体外。

（十五）进行吻合

拖出近端肠管，再次确认病灶和远端切缘后，在肿瘤近端拟切除部位断扎肠系膜及血管，将荷包器放置在切除部位，手术刀紧贴荷包器切断远端肠管，将标本移除。砧座置入近端结肠并固定。裸化吻合口旁肠系膜。如有需要，我们使用 PINPOINT 系统确认血供（Novadaq 技术公司，加拿大安大略省多伦多），来评估血供情况。然后将准备好的近端肠管放回腹中，腹部重新充气，并在直视下进行吻合。吻合时保证肠管笔直未扭曲，并且在没有张力的情况下自由落入骨盆。助手站在患者两腿之间经肛管置入腔内吻合器。在主刀的指导下，助手推进中央钉，使其穿过直肠的钉线或紧邻直肠的后方（图 16 - 9）。

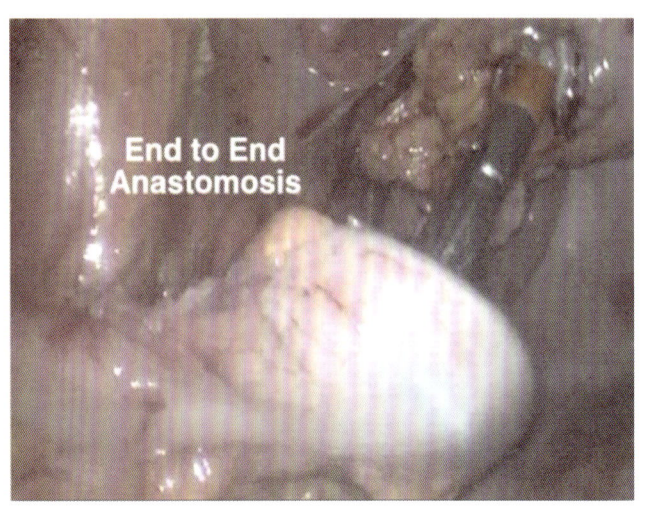

图 16 - 9　进行端端吻合

砧座接合到钉上后，旋紧吻合器。在激发吻合器前，要小心确保没有其他结构或组织被夹在吻合器之间。激发后，移除吻合器，并检查吻合器"甜甜圈"以确认完全吻合。将肠钳放置在吻合口附近，并通过在骨盆充满盐水后进行漏气测试来评估吻合口完整性，以及评估改道的必要性。确保无出血后，肠管放回正常解剖位置，并将大网膜复位，停气腹，移除 port，关腹。

（十六）＋／－襻式回肠造口术

如果需要行预防性造口术，则在完成吻合后标记回肠末端的正确位置和方向。

放置不同的近端和远端缝合线以帮助定向，肠钳抓紧待造口肠管。气腹释放后，移除 port，并借助持肠钳将大约 4 cm 的末端回肠拖出体外。前壁切开，使用 3 - 0 缝线将远端固定至与真皮齐平。使用 3 - 0 缝合线以 Brooke 方式完成近端，并放置造口袋。

〔黛博拉·S. 凯勒〕

17　单孔腹腔镜下直肠固定术（合并肠管切除或保留）

手术步骤

1. 体位及设备放置。
2. 绕脐部行 2.5～3 cm 垂直切口放置单孔平台。
3. 从直肠上动脉平面打开系膜，显露系膜下方，识别左侧输尿管。
4. 如果需要进行肠管切除，使用线性吻合器将直肠和乙状结肠切断。
5. 沿直肠系膜向下解剖至肛提肌水平。
6. 如果需要进行肠管切除，则从单孔平台内对肠管进行测量距离、裸化并横向切断。
7. 取出近端乙结肠，切除部分肠管后，将端端吻合器（EEA）砧座放入结肠以荷包缝合线固定，然后将结肠放回腹腔内。
8. 行乙结肠直肠端端吻合（EEA）。
9. 通过将直肠侧系膜缝合到骶骨岬水平的骶骨骨膜上来进行直肠固定术。
10. 关闭切口。

技巧和提示

1. 为了获得最佳的美容效果，要将垂直经脐切口更好地隐藏在脐部，可以多切开一点腹膜层，以进一步容纳空间，同时最大限度地减小皮肤疤痕。
2. 如果条件允许，我们推荐使用机器人平台，能加快低位骨盆解剖并简化直肠固定术。
3. 解剖水平必须进行到肛提肌平面，否则复发率会显著增加。直肠系膜后间隙是最容易到达肛提肌水平的路径。
4. 如果要进行肠管切除，在尽量减少肠管冗长的前提下要确保吻合处的张力最小。为了尽量减少吻合口瘘的风险，稍许多保留部分肠管会更安全。我们建议在体内测量长度并标记端端吻合处。
5. 吻合应在直肠固定术之前进行，以确保端端吻合（EEA）时不会切割固定术的缝合线。
6. 直肠固定术应将直肠侧系膜用不可吸收的缝线缝合到骶骨岬的骨膜上。
7. 我们建议使用 2 - 0 Prolenc 线先从左侧开始，在每侧间断缝合 3 针固定，这通常比较困难。
8. 进行直肠固定缝针时如遇到骶前出血，勿拆线，可以通过打结来压迫出血血管。
9. 单孔法进行手工直肠固定缝合非常困难。为了简化直肠固定术，我们建议使用机器人或其他有可动关节操作钳的手术平台。如果没有条件，可考虑使用打结装置在体外打结或使用手术夹子加强固定。

手术注意事项

在进行单孔腹腔镜下直肠固定术时，提前熟悉手术步骤非常重要。直肠固定术的目标包括解剖直肠到盆底水平并将直肠缝合到骶骨岬的水平。需要充分暴露乙状结肠、直肠及盆底结构。我们首选的方法是通过经脐直切口，这使得外科医生能够与直肠保持适当的距离，获得直肠后方解剖的最佳角度，并且能够通过不同角度将器械交叉来进行操作。

此外，为减少乙状结肠的冗长，最大限度地减少复发和术后便秘的风险，还需要考虑是否进行肠管切除，如果需要切除肠段，那么需要选择合适的单孔平台来取出肠管。

（一）体位及器械配置

单孔腹腔镜手术（SILS）方法操作上具有挑战性，因此需要确保有适当的手术设备，患者体位放置也非常重要。将患者放置于改良的截石位，方便肛门处操作。这个体位的关键是要将腿部尽量向下摆放，超出手术床的边界。麻醉后留置导尿、无菌消毒铺巾，床调动到更倾斜的特伦德伦伯卧位，左侧略抬高。如果有条件，我们建议使用机器人手术平台，例如 DaVinci Si 或 Xi 平台。机器人平台的器械末端关节可以转动，这有助于直肠固定术的操作。还可以更方便地进入骨盆，以确保解剖进行到肛提肌。

如果使用机器人平台，则要通过将机器人穿刺器穿过单孔平台的穿刺孔来对接机器人，我们推荐左手使用无损伤抓钳，右手使用电钩或电剪。镜头应放成 30°角，并应从下方穿刺孔进入，助手通过更靠头部的穿刺孔进入操作。操作过程中，可能会需要使用持针器、线性吻合器（如果要进行肠管切除）以及双极电凝。

如果手术是通过腹腔镜进行的，我们建议使用无损伤抓钳、超声刀或双极电凝以及 30°方向镜。同样，切除肠管时需要线性吻合器，直肠固定术时需要腹腔镜持针器、腹腔镜缝合装置或闭合夹。

（二）放置单孔平台（体位：更倾斜的 Trendelenburg 体位，左侧略抬高）

通过 Pfannenstiel 小切口也可以进入腹腔操作，然而，从这个切口手术的难度在于解剖至直肠前壁靠近盆底时，视野及操作会变得很困难。我们一般取绕脐 2.5～3 cm 的切口，除了比较瘦的患者，其他患者的切口都位于脐凹外侧。通常，我们使用夹钳穿过脐部的生理性薄弱处来进入腹部，并安全地分开夹钳上的腹膜，然后，将腹膜游离到距皮肤边缘外 1 cm 处，再放置单孔平台。我们首选平台是 Gel-POINT 平台（Applied Medical，Rancho Santa Margarita，CA）。该平台由伤口保护装置和上方盖板组成，可以将穿刺器通过盖板放置在外科医生所需的位置，并绕轴旋转以允许调整穿刺器位置。我们使用 2 个 10 mm 穿刺器和 1 个 15 mm 穿刺器进行腹腔镜手术，机器人手术时会多添加一个 10 mm 穿刺器。这个平台还方便我们将乙状结肠切断后取出标本。

（三）从直肠上动脉水平开始解剖，在其后方将直肠系膜贯穿，识别左侧输尿管

解剖应从直肠上血管平面开始，在这部分解剖过程中，识别左侧输尿管非常重要，因为它位于直肠系膜的侧面。如果要进行肠管切除，在切断直肠系膜之前找到左侧输尿管至关重要。随后还应保留下腹下神经丛，然后向下解剖至直肠系膜后间隙，该平面可被识别为松散的发丝组织。

（四）如果要进行肠管切除，使用线性吻合器将直肠与乙状结肠切断

需要进行肠管切除的情况下，在解剖向下进行到骨盆底之前进行直肠和乙状结肠的切断，这样操作要简单得多。通过识别直肠乙状结肠交界处（直肠侧系膜张开和结肠袋消失的地方），使用双极电凝或超声刀将肠系膜解剖到该水平面的直肠，裸化肠管，用直线切割器切断分离直肠和乙状结肠，这样可以在明显更小的张力下进行后续操作，操作中可能需要切断直肠上血管，无需担心血供问题。

（五）解剖直肠系膜至肛提肌水平

在解剖直肠系膜后方的过程中，可能需要交叉器械以实现最佳的操作角度，抓钳应向上提起以便左右翻动直肠，同时超声刀或者电凝可以向后干净地分离系膜组织。直肠的血供将通过侧壁供应，应避免损伤这些组织，以保留足够的组织及血液供应来进行直肠固定术。解剖盆底时，可能需要调节视野位置来观察直肠前壁的走向。解剖需要完全达到至肛提肌水平，以尽量减少复发的风险。直肠后壁解剖后再进行前壁解剖，前后均需要解剖到肛提肌的水平，以实现最佳的直肠活动度。

（六）如果要进行肠管切除，需要测量远端结肠长度，从单孔平台取出并横断

此时，如果决定行肠管切除，应将注意力转向乙状结肠。预留的结肠不需要大幅度的解剖游离，只需要松解那些妨碍吻合的组织。此时，我们建议一个器械向上牵拉直肠，另一个器械向下牵引乙状结肠

来在体内确定结肠的切断点。寻找直肠和乙状结肠吻合处，此处应没有任何张力，也没有多余的肠管。我们建议在体内标记该位置，以便当肠管外置时可以轻松识别该部位。如果担心张力过高，可以多预留一些肠管，张力太大可能会增加吻合口瘘的风险。

乙状结肠标记好后，就可以通过单孔平台将其取出。如果是机器人手术，则需要从患者身上移除机器人器械和套管。这部分操作通常相对简短，无需移动机器人即可完成，以加快重新对接过程。然后将结肠系膜裸化到标记部位的肠壁平面。

（七）将端端吻合砧座放入结肠，荷包线固定后放回腹腔内

接下来，我们将端端吻合器砧座放入结肠内，我们建议使用较大的砧座，以最大限度地减少吻合口的狭窄，我们很少需要放置小于 29 mm 的砧座。

（八）行端端吻合术

将结肠置入腹腔后，经肛使用管状吻合器行端端吻合。可以使用钉砧抓持钳抓取砧座更好的对合。吻合完成后，我们常规使用软性肠镜来检查评估吻合的质量，确保没有出血，并对吻合口在水中进行气漏测试。检查前，应使用抓钳在吻合口上游 8~10 cm 处封闭结肠，以防止整个结肠充满空气。检查结束后将肠管内的空气排出，接下来进行直肠固定术。应该在直肠固定术之前进行吻合，以防止直肠固定术的固定缝线在吻合器的使用中遭到破坏。

（九）直肠固定是通过将直肠侧系膜缝合到骶骨岬平面的骶骨骨膜上来进行的

直肠固定可能是整个手术中最困难的部分，因此有多种操作选择。无论采用哪种操作来进行这部分手术，手术的关键是将直肠侧系膜固定在骶骨岬多个位点的骨膜上。我们建议每侧使用 3 针不可吸收缝线固定，我们使用的是 2-0 Prolene 线。固定先从左侧开始，由外到内，直肠的右侧相对更容易暴露，因此当直肠固定在左侧后，右侧缝合会变得容易一点。

使用单孔平台的话，我们是使用持针器，将缝线从直肠侧系膜缝到骶骨骨膜，然后将其在体内打结。这种固定打结方法通过单孔平台来实现相当困难。这就是我们将机器人平台纳入手术操作选择的原因。机器人的器械能通过操作钳的关节旋转来降低体内打结操作的难度。

如果无法使用机器人进行操作，仍有多种选择。最简单的方法是在体内缝合时将缝线留得长一些，然后缝合后在体外打结，同时使用打结器拉紧缝合线。另一种方法是使用腹腔镜下的固定装置将直肠侧系膜固定至骨膜，这可以通过可吸收的或永久的固定钉来完成，最后一种方法是采用腹腔镜缝合装置，例如 Endostitch（Covidien，桑尼维尔，加利福尼亚州）或 Suture Assistant（Ethicon，萨默维尔，新泽西州），这些装置使用起来不简便，针不是有弧度的，可能难以将针穿过骨膜。大量使用熟悉这些装置后，外科医生使用这些装置时才会变得简单。将直肠侧系膜缝合到骶骨时，要尽量减少这部分手术期间的出血。骶前静脉被刺破时可能会大量出血，并且出血往往难以控制。通常，这些静脉可以在骶骨岬的水平上看到，因此在缝合时应小心避免损伤。如果在缝合过程中发现出血，务必不要因为惊慌而将线拆除。通常可以通过打结缝线或有效结扎血管来控制出血。如果仅此方法无效，手动按压几分钟通常可以达到止血的目的。

（十）关闭腹部切口

直肠固定术结束后，腹腔内的手术部分就完成了。可以冲洗骨盆、取出单孔的穿刺器。通常使用间断"8"字形缝合来闭合筋膜，用间断皮下缝合线来闭合皮肤，效率最高的方法是从脐部最深处开始向外进行。

〔塞缪尔　艾森斯坦及索尼娅　拉马穆尔〕

18　单孔腹腔镜下回肠造口术和结肠造口术

手术步骤

1. 将单孔装置插入预定的袢式造口部位。
2. 建立气腹和腹腔镜探查。
3. 将小肠和大网膜移向左上腹（对于回肠造口术）或右上腹（对于结肠造口术）。
4. 探查近端和远端肠道，寻找合适的造口部位；确保理想的位置和正确的方向。
5. 松解周围组织。
6. 评估肠管与腹壁距离（确保造口无张力）。
7. 通过单孔装置取出肠管进行造口。

技巧和提示

1. 术前让造口师标记造口位置有助于确保患者造口在最佳功能位置。如果没有造口师，请以坐姿标记造口位置，确保标记位于远离皮肤褶皱的脂肪堆以及患者喜欢佩戴腰带的位置。

2. 标记多个位置也有帮助，患者的术中情况和腹腔内组织病理结果可能会改变您最初的手术计划。

3. 对于回肠袢式造口术，用缝合线标记回肠的近端和远端位置，能更好地确保在造口时正确的方向。笔者的偏好是使用两种不同类型的缝合线，整个团队都知道这种模式——"蓝色指向天空（PDS蓝色缝线标注近端），棕色指向地面（chromic棕色缝线标注远端）"。

4. 评估距离是否足够的最佳方法是尽量排空腹部气体，以便测量到腹壁的正常距离；如果在腹腔充气的条件下，肠管能到达腹壁并且没有张力，那么距离肯定是足够的。

5. 对于回肠造口术，至少需要拉出 5 cm 的长度的肠管以便于进行造口。

6. 拉出肠管前，应注意肠道有没有扭转，有没有小肠位于造口的侧面。

7. 对于结肠造口术，需要对乙状结肠或横结肠进行适当的解剖和松解，因为结肠不像末端回肠那样游离。

8. 由于横结肠造口周围组织更松散，脱垂概率更高以及造口护理更困难，乙状结肠造口术优于横结肠造口术；对于超级病态肥胖患者来说，横结肠造口则是更理想的选择，因为上腹部切口通常更容易将肠管脱出腹壁。

9. 为避免造口的并发症，请确保充分游离来保证造口没有张力，还要确保肠管没有扭转，并确保造口周围小肠不会发生内疝。

详细操作步骤

（一）将单孔平台并插入预定的袢式造口部位（仰卧位）

患者仰卧位双臂收拢。如果只进行造口手术，患者不需要取截石位，如果造口是为了保护吻合口作为手术的一部分操作，并且患者已经处于截石位，那么继续保持截石位不变。进行回肠造口术时，主显示器应该放置在患者臀部右侧位置。手术护士器械台应放置在患者双腿之间。应有足够的空间允许手术医生从患者的任意一侧移动到患者的双腿之间。进行回肠造口术时，主刀医生应该站在患者的左侧，助手先站在患者的右侧，在放入单孔平台后移动到左侧。进行结肠造口术时，主刀医生、助手和显示器的位置与回肠造口术类似，但相反的是主监视器放于患者左侧髋部水平，主刀站在患者右侧、助手先站在患者左侧，放入单孔平台后移至右侧。

使用 15 号手术刀或电刀在预定造口的部位做一圆形皮肤切口。对于回肠造口术，皮肤切口大小应约为 2 cm 或镍币大小。对于结肠造口术，皮肤切口应约为 25 美分硬币大小，能够容纳 2 根手指进入腹膜腔。切除皮肤，保留皮下脂肪。随着切口加深，插入甲状腺拉钩或方头拉钩来暴露，在前直肌鞘上做纵向切口，暴露直肌。使用血管钳或者止血钳将直肌分开。牵开器更换更深的类型来帮助暴露。用两个止血钳提起腹膜并切开。进行指检以确保进入腹腔，如果使用 Applied GelPOINT 设备，插入环并将环向下拨至贴合腹壁。将一块果冻插入腹部并盖在 GelPOINT 上。如果使用 Medtronic SILS 平台，请盖上果冻海绵后插入穿刺器。

（二）建立气腹和腹腔镜探查

建立气腹，插入 30°腹腔镜镜头或四方向镜头，探查腹腔。根据探查后转移组织的病理结果来决定造口的类型和位置。因此，标记多个造口位置是有用的。

（三）小肠和大网膜移向左上腹（对于回肠造口术）或右上腹（对于结肠造口术）（Trendelenburg 体位）

将患者旋转为右高左低（回肠造口术）或左高右低（结肠造口术）体位，倾斜度为 15°～20°，将小肠移至腹部的对侧。然后将患者置于 Trendelenburg 体位，以使小肠因重力而离开手术区域，将大网膜翻到横结肠上方的胃上。

（四）整理近远端肠管找到合适的造口位置，确定正确的方向（右侧抬高，回肠造口术，Trendelenburg 体位）

进行回肠造口术时，为了确认盲肠和结肠，确定理想的造口位置，需要寻找小肠的近远端。对于结肠造口术，如果有需要也可以游离一段结肠以确保正确的方向。用两个无损伤抓钳间隔约 10 cm，将小肠向腹壁抬高，然后以手递手的方式传递肠管，来确保回盲瓣的正确方向和位置。可以在腹腔镜下放置标记缝线来定位。

（五）整理肠管，寻找合适的节段；确保理想的造口位置和正确的肠管方向

使用无损伤抓钳，将选择好的肠管提起到右侧（回肠造口术）或左侧（结肠造口术）单孔下方位置，确保没有张力。最好尽量排空腹腔气体来测量肠管到腹壁的正常距离，评估肠管是否距离足够；当腹部充气时，如果肠管也能在没有张力的情况下到达单孔平台下方的腹壁，那距离多数是足够的。

（六）适当游离周围组织（右侧抬高［回肠造口］或左侧抬高［结肠造口］，Trendelenburg 体位）

可以松解盲肠和回肠末端（用于回肠造口术）或乙状结肠和降结肠（结肠造口术）的周围组织，以便获得更大的游离度。根据需要，外科医生使用无损伤抓钳抓住回肠末端或乙状结肠，检查肠管和腹壁的游离度。可以抓住结肠并向内侧牵引，用超声刀沿 Toldt's 间隙游离肠管和侧腹膜。

（七）评估肠管距离（无张力造口）

重新检查回肠末端（回肠造口术）或乙状结肠（结肠造口术）与腹壁之间的距离，来确保活动度足够，拟行造口的肠管部位应由无损伤钳抓持取出腹壁。

（八）通过单孔平台取出肠管并行造口术（仰卧位）

移除单孔平台的盖帽，使用无损伤抓钳由腹腔里向外输送，外部借助阑尾钳取出末端回肠。取出时注意不要扭转或改变末端回肠及结肠的方向；标记的缝线有助于确认近端和远端，对于回肠造口术，至少需要取出 5 cm 的肠管以便于固定造口。对于结肠造口术，不需要这么多的肠管，造口可以与皮肤齐平固定。如果造口是袢式造口，那么将前壁朝远端切开 2/3，并在 10、12 和 2 点处将 3 根 3-0 Vicryl 缝线或 chromic 缝线全层穿过小肠和皮肤固定。可以放置造口杆或棒以帮助造口肠壁与皮肤长在一起。另一端通过三点法与皮肤咬合的方式固定造口；全部缝合好，将缝合线一起打结，并且可以使用甲状腺拉钩或镊子的尾部来帮助做成玫瑰花造型。如果造口是单孔造口，则肠壁全层

间断使用 3‑0 Vicryl 缝合线与腹壁固定。将造口袋黏贴在造口上方。完整的 SILS 造口如图 18‑1 所示。

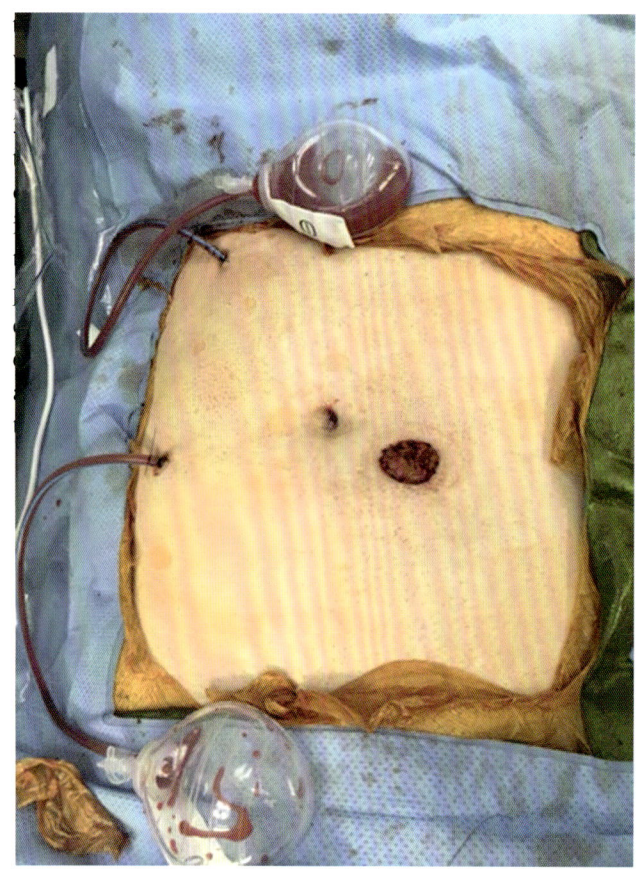

图 18‑1　完全单孔腹腔镜下结肠造口术

〔黛博拉·S. 凯勒及安妮尔·P. 盖斯勒〕

19　腹腔镜回肠造口回纳

操作步骤

1. 用 2-0 PDS 八针法缝合造口。
2. 戳孔的放置：左季肋区直视下放置 5 mm 戳孔，脐部放置 5 mm 戳孔。
3. 辨别输入袢与输出袢，并从造口腹壁隧道中分离疝囊。
4. 做环形切口，游离固定的造口。
5. 切断小肠系膜，将近远端肠管用吻合器行侧侧吻合。
6. 将小肠放回腹部并关闭系膜。
7. 重新注气并置入腹腔镜，检查以确保肠管方向的正确性并关闭造口部位。
8. 荷包缝合关闭原造口部位，并关闭戳孔。

提示与技巧

1. 回肠造口关闭是减孔手术的关键步骤；运用 2 个 5 mm 戳孔对近远端肠管的辨识并将肠管从造口疝囊周围游离出来，可使腹壁外的解剖更加容易。

2. 使用便携式超声机识别腹直肌的外侧缘；这将确保可视化的戳孔穿过肌肉时尽可能靠近侧面。

3. 尽量用吻合器进行两次击发，以确保宽大的吻合口。

（一）用 2-0 PDS 八针法缝合造口（平卧位）

全麻诱导成功后，取下造口袋与配件，用单根 2-0 PDS 八针缝合造口，以免肠液溢出。便携式超声机可用于识别患者左侧腹直肌的外侧缘；对边缘进行标记以确保最佳的戳孔位置。然后，以常规的无菌方式对患者进行消毒铺巾，将折叠的 Raytec 海绵放置在缝合的造口上，然后将抗菌手术贴纸贴于腹部。

（二）戳孔的放置：左季肋区直视下放置 5 mm 戳孔，脐部放置 5 mm 戳孔（平卧位）

腹腔镜的进路通过在左上腹 5 mm 可视化的戳孔建立。腹部通过此戳孔建立气腹。然后在直视下，脐部或左侧髂窝的第二个腹腔镜镜头的戳孔进行放置。额外备用的戳孔可以放置在左侧髂窝或脐部。

（三）辨别输入袢与输出袢，并从造口腹壁隧道中分离疝囊（右侧抬高，头高脚低位）

无创伤抓钳用于夹取肠道，识别输入袢及输出袢，以确保它们是游离的。然后使用剪刀或能量装置在造口腹壁隧道处将回肠与疝囊锐性分离。一旦在腹膜内环周充分游离后，气腹将会被释放，腹腔镜器械和镜头需要移除。

（四）做环形切口，游离固定的造口（平卧位）

（五）切断小肠系膜，将近远端肠管用吻合器行侧侧吻合（平卧位）

在预吻合部位，通过连续夹闭、切割和结扎或使用能量器械进行分割解剖肠系膜。肠壁处分离出肠系膜后，就可将远近两端拟吻合的位置靠近，在无系膜 1～2 cm 处进行肠管切开。腔镜的直线吻合器插入肠管后，将肠管侧侧切开，将断端闭合并切除。吻合器击发前，检查以确保肠系膜侧向下，肠道平放在吻合器中，没有黏膜纠集或紧贴钳口。吻合器击发后检查切割线是否已止血。在同一直线上进行第二次击发，以形成一个宽大的吻合口。再次检查止血情况。然后进行侧侧吻合的断端闭合。运用吻合器进行末端回肠闭合前，需确保肠道平放，没有角落卷入，也没有肠系膜。最后检查管腔是否通畅。

（六）将小肠放回腹部并关闭系膜（平卧位）

将新的侧侧吻合口轻轻地放回腹部。然后用 1 号 PDS 八针缝线闭合筋膜。手指检查以确保没有筋膜缺损。

（七）重新注气并置入腹腔镜，检查以确保肠管方向的正确性并关闭造口部位（平卧位）

筋膜闭合后，腹部可被重新建立气腹，腹腔镜与镜头被重新置入。最后进行腹腔镜的探查，以确保完整的修复以及肠道无扭曲。拔除戳孔后，释放气腹。

（八）荷包缝合关闭原造口部位，并关闭戳孔（平卧位）

3-0 薇乔缝线用于在皮下进行荷包缝合，松散地重新缝合原造口部位的缺损；这允许该区域可以二次愈合，并降低浅表部位感染的风险。戳孔可用 4-0 可吸收单乔缝线和皮肤黏合剂关闭。

〔黛博拉·S. 凯勒〕

20　经肛微创手术（TAMIS）直肠肿物局部切除

TAMIS 直肠肿瘤局部切除术的步骤

1. 选择合适的直肠病变的患者进行 TAMIS。
2. 患者在全身麻醉下取高位截石体位。
3. 放置经肛门多通道 Port 进入直肠远端，建立直肠气腹。
4. 标记目标病灶的适合切除范围。
5. 从病灶的远端开始，对病灶进行黏膜下或全层切除。
6. 关闭直肠壁缺损。

提示与技巧

1. 全身气管插管麻醉对 TAMIS 至关重要。

2. 体位与放置——在放置 TAMIS Port 之前，我们建议对肛管进行温和地扩张，以促进 port 的正确安放。Port 的近端必须位于肛门直肠环的上方。

3. 始终标记所需的切除边缘，并从远端边缘开始切除，向近端解剖。如果解剖是从近端开始的，那么向远端牵拉标本可能会使直肠管腔塌陷，并造成视野模糊。

4. 远端病变——对于肛管上方的病变，可以像标准的经肛门切除一样从远端开始切除。一旦确定了远端切缘并切开后，就可以放置 TAMIS prot 来完成后续的切除和缝合。

5. 扑动——普通的气体注入无法适应腔内压力的变化。这将会导致直肠管腔间歇性塌陷，称之为扑动。这可以通过采用高流量、压力感应气体注入来克服这一困难。目前，AirSeal® iFS（Surgi Quest，Millford，CT）是一款可商业获得的恒压气腹机。

6. 如果无法进行恒压气腹注入，我们建议将压力设置在 13～20 mmHg，并在必要时进行瞬时的气体吸出。这两种方法可以最大限度地减少腔内的扑动。

7. 排烟——进行 TAMIS 时的挑战之一是使用电凝时直肠腔内的烟雾积聚。有一些技巧可以用来克服这一困境。持续的排烟气腹机是可以商业获得的。或者，可以在电凝期间将标准腹腔镜吸引器设置为低压持续吸引，可取得良好的效果（视频 20 - 1）。

8. 操作器械的三角性——与任何腹腔镜手术一样，正确的操作器械定位是手术便捷的重要部分。事实证明，这对所有经直肠单孔 Port 的操作都具有挑战性。我们发现在 TAMIS 中使用斜角的腹腔镜是最有效的。或者，也可以使用柔性可弯曲内镜来达到相同的目的。

9. 此外，与 TEM 相比，TAMIS 的一个优势是能够在三个操作戳孔之间快速交换器械。

10. 控制出血——在进行 TAMIS 操作期间，可能会遇到黏膜下或直肠系膜血管出血。在这种情况下，不要将单极器械尖端埋入血管内进行灼烧。相反，用腹腔镜器械抓住出血血管，并进行更精确的烧灼。这将更快地控制出血，而避免对邻近结构造成潜在的伤害（视频 20 - 2）。

11. 标本取出——在完成切除之前，用器械抓住标本，并准备好立即通过 TAMIS Port 取出。如果标本切除时没有正确抓持住，注入的气体可能会导致标本在直肠中向近端移动，从而使标本取出变得困难。

操作步骤拓展

（一）选择合适的直肠病变的患者进行 TAMIS

经肛微创手术（TAMIS）是 Atallah、Larach 和 Albert 博士于 2009 年首次研发的一种技术，用于选择性直肠肿瘤的局部切除[1]。TAMIS 代表了 Buess 于 1983 年首次描述的经肛内镜显微手术（TEM）的巧妙进步[2-7]。TAMIS 的适应证与 TEM 的适应证相同[8]。包括良性直肠肿瘤的切除，以及为达到根治目的而进行的部分适合的选择性 T1 的癌，具有良好的组织学特征，淋巴结转移的风险较低的病例[9]。TAMIS 的适应证也可以扩大，包括局部晚期癌症患者在新辅助治疗后局部切除 cT0 的病变，以确定 cPR（ypT0）[10-12]。这被认为是一个有效的选择，因为 ypT0 病变的隐匿性淋巴结阳性风险很低，为 3%～6%[13-15]。此外，TAMIS 可被用于医学上不适合进行根治性切除的患者。

对于局部进展期肿瘤，TAMIS 不应被视为标准肿瘤切除的替代方案。肿瘤病变不应超过管腔直径 40% 以上。虽然 TAMIS 已在直肠下部、中部和上部均可成功实施，但它可能最适合于直肠中部和下部病变，可使部分适合的病例提供了一种避免直肠前切除或 APR 的选项。

术前准备

所有被选择接受 TAMIS 切除的患者也必须接受结肠镜检查，以评估同期其他病变并获得直肠病变的活检。对于早期直肠恶性肿瘤，进行经直肠内超声检查可确定术前 T 和 N 分期。骨盆 3-特斯拉（3T）MRI 是一种有效的替代方法。目前，只有组织学上支持的早期恶性肿瘤（uTis 或 uT1uN0M0 癌）的患者被认为是 TAMIS 的适合患者。更晚期的病变需要进行标准的切除（APR 与 LAR），除非患者在医疗上无法接受大手术。还应进行 CEA 和 CT 成像以评估是否有肿瘤转移。IV 期疾病或局部进展期肿瘤的患者不适合接受 TAMIS，除非目的是姑息性的。

手术室准备

根据外科医生的习惯，患者准备包括全肠道机械准备、柔性乙状结肠镜检查准备或灌肠准备。肠外抗生素的给药需遵循美国外科医师协会 SCIP 方案。

（二）患者在全身麻醉下取高位截石体位

患者应采用马镫形腿部固定架截石位的摆放。无论病变在直肠壁中的位置如何，这都是最佳选择。手术室应配备标准的腹腔镜设备，包括光源、视频监视器和二氧化碳气腹机。我们的首选器械是吸引冲洗/略倾斜的针尖或单极电钩和马里兰抓钳的组合。彻底肌松的全身麻醉是为了避免直肠壁塌陷，而这通常是由于膈肌抽动导致。

（三）放置经肛门多通道 Port 进入直肠远端，建立直肠气腹

单孔腹腔镜手术 Port（SILS Port，Covidien）或 Gel-POINT Path™ port（Applied Medical，Rancho Santa Margarita，CA，USA）可通过润滑剂和柔和的操作放置到肛管中。这些 port 的内边位于肛门直肠环的正上方。一旦就位后，三根套管可以进入直肠，以便进行 TAMIS 操作（图 20-1）。使用标准腹腔镜塔臂，建立具有高流量循环 CO_2 的直肠气腹，最大压力设置为 18 mmHg。气体通过专用套管注入实现。

目前的 TAMIS 平台允许同时使用 5 mm 和 10 mm 的

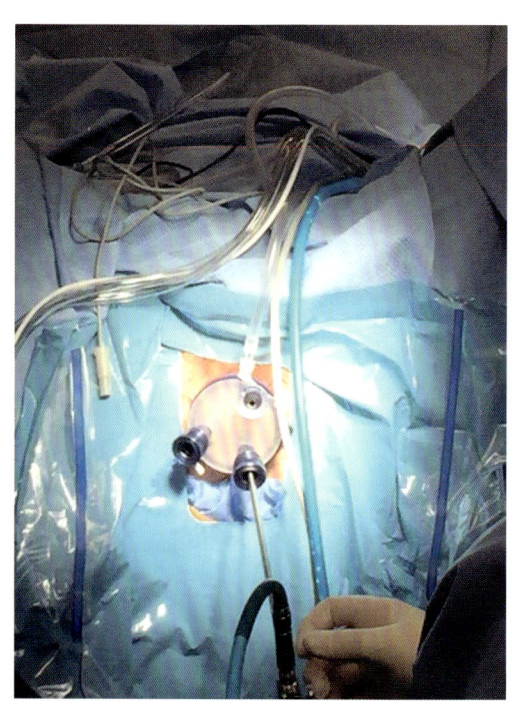

图 20-1 显示 TAMIS Port 的经肛放置；这种平台提供了三个 10 mm 的套管，使用标准的腹腔镜气腹机或无阀套管系统（图片未显示）进行气体注入

器械。一旦放置好 Port，就可以使用标准的腹腔
镜器械，包括抓持钳、热能量装置和电针装置等
来操作。置入 5 mm 的 30°或 45°度镜头或柔性可
弯曲镜头，器械的三角形摆放有利于手术的
解剖。

（四）标记目标病灶的适合切除范围

使用 TAMIS 的切除术通常通过确定病变的
边界来进行，提供适当的切缘（图 20 - 2）。这是
使用电凝来完成的。这一步骤不仅能确保足够的
切缘，而且是防止过度切除的关键。

（五）从病灶的远端开始，对病灶进行黏膜
下或全层切除

使用抓钳轻轻地牵拉标本，并用电铲的尖端
或电针进行电凝，以便进行全层切除。我们建议
从远端边缘开始向近端剥离，以避免在解剖过程
中遮挡视线（图 20 - 3）。重要的是，CO_2 气腹

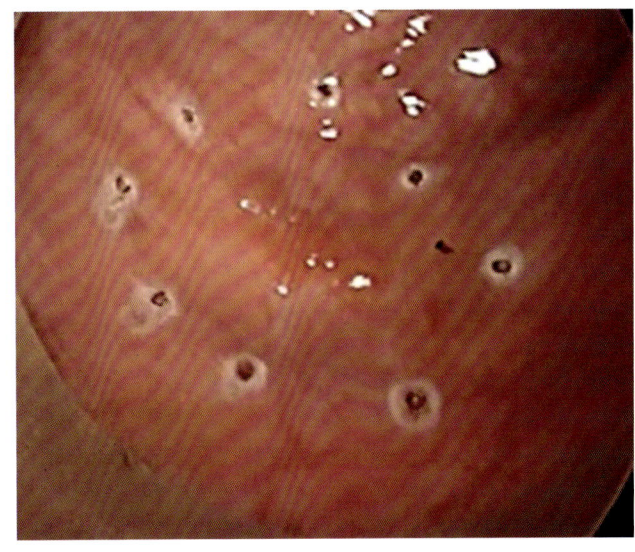

图 20 - 2　电凝标记用于勾画切除区域的环周边界。
这是经典的 TAMIS 的第一个操作步骤

机提供了一种自然的"气动解剖"，从而提高了使用 TAMIS 进行局部切除的简易性和清晰性。使用这
种方法，TAMIS 允许边缘阴性全层局部切除，并允许在大多数情况下与标本一起整体切除部分直肠系
膜（图 20 - 4）。一旦切除完成，可以通过移除 SILS port 或简单地移除 GelPOINT 平台的盖子来取出标
本。根据外科医生的谨慎判断，标本可以在手术中被送往病理检查，以便明确阴性的切缘。

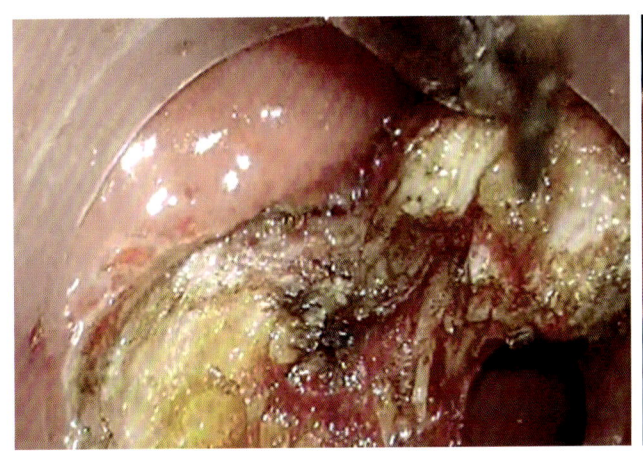

图 20 - 3　TAMIS 局部切除的过程允许完全切除直肠壁和
邻近的脂肪组织（直肠系膜的一部分）

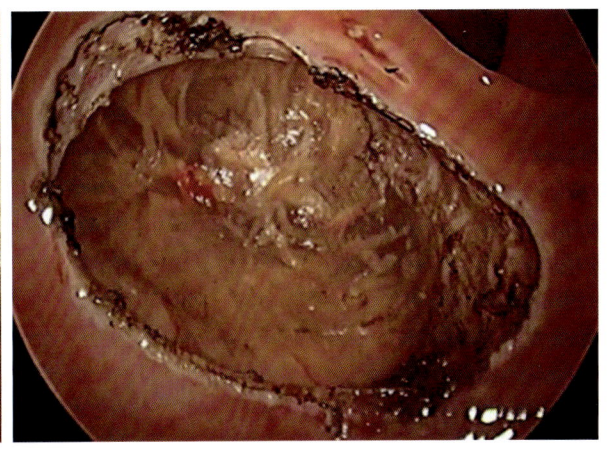

图 20 - 4　TAMIS 局部全层切除术后直肠壁缺损视图

（六）关闭直肠壁缺损

接下来，重新放置 TAMIS 平台，并对直肠壁缺损进行缝合，通常使用可吸收缝线。在标准打结器
或金属夹的帮助下，将结头固定在肠腔内。或者，可以使用自动缝合设备，如 EndoStich（Covidien）
或 RD 180（LSI Solutions）来进行腔内缝合。当与 Lapra TY（Ethicon）或 5 mm TK（LSI Solutions）
结合使用时，可以在不打结的情况下腔内固定缝线（图 20 - 5）。总的来说，切除后最好闭合直肠壁缺
损，这应该横向进行，以防止管腔狭窄。缝合完成后，我们通常用含有聚维酮碘的液体冲洗手术部位，
以获得额外的抗菌效果（图 20 - 6）。

术后护理

TAMIS 经肛门切除术的一个优点是术后疼痛非常小。患者通常在手术当天可出院，或者根据外科
医生的偏好习惯观察 23 小时。既往接受过放射治疗的患者可在术后使用抗生素。基本没有饮食限制。

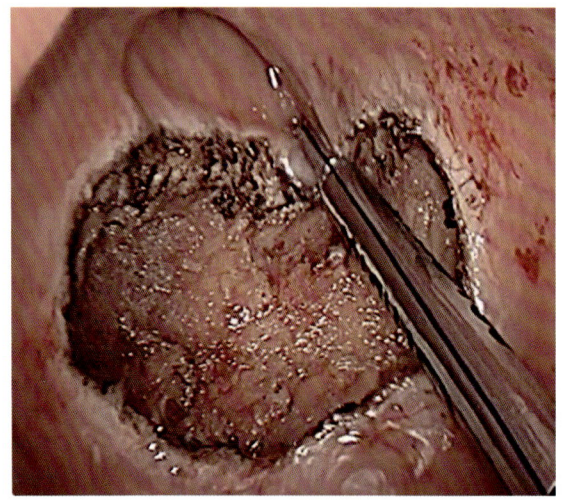

图 20 - 5　直肠肿瘤已经切除，使用 5 mm 自动缝合
　　　　　装置重新拉拢直肠壁并闭合切除缺损

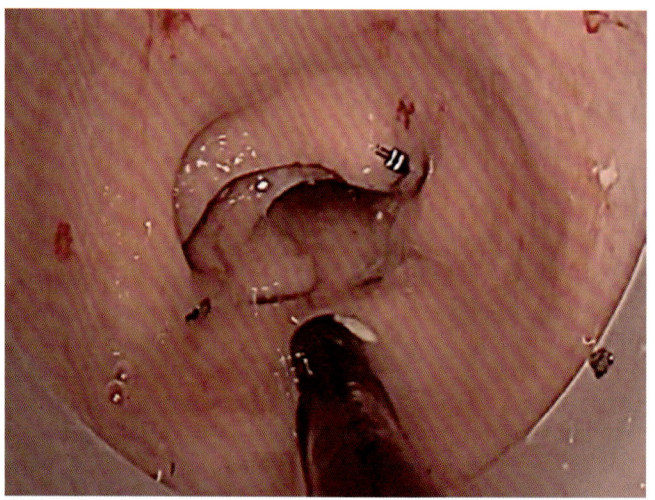

图 20 - 6　TAMIS 局部切除并闭合缺损后显示直肠
　　　　　壁完全重新拉拢，评估管腔通畅性，并
　　　　　使用无菌盐水或水冲洗

随访时间为术后 2 周和 6 周。硬镜直肠镜检查是临床检查的一部分，用于评估愈合情况。对接受了满意的 TAMIS 切除的恶性病变患者需根据国家癌症综合网络（NCCN）指南，依据最终病理学结果进行随访。对于切除后显示更晚期疾病或组织学不良特征的患者，建议采用标准肿瘤学切除术（视频 20 - 3）。

〔马修·R. 威尔逊　萨姆 阿塔拉及乔治·J. 小纳西夫〕

参考文献

［1］ Atallah S，Larach S，Albert M. Transanal minimally invasive surgery：a giant leap forward. Surg Endosc. 2010；24 (9)；2200 - 5. Epub 21 Feb 2010.

［2］ Buess G，Theiss R，Gunther M，Hutterer F，Pichlmaier H. Transanal endoscopic microsurgery. Leber Magen Darm. 1985；15(6)；271 - 9.

［3］ Buess G，Kipfmuller K，Ibald R，Heintz A，Hack D，Braunstein S，Gabbert H，Junginger T. Clinical results of transanal endoscopic microsurgery. Surg Endosc. 1988；2(4)；245 - 50.

［4］ Buess G，Mentges B，Manncke K，Starlinger M，Becker HD. Technique and results of transanal endoscopic microsurgery in early rectal cancer. Am J Surg. 1992；163(1)；63 - 70.

［5］ Saclarides TJ，Smith L，Ko ST，Orkin B，Buess G. Transanal endo-scopic microsurgery. Dis Colon Rectum. 1992；35 (12)；1183 - 91.

［6］ Lev-Chelouche D，Margel D，Goldman G，Rabau MJ. Transanal endoscopic microsurgery：experience with 75 rectal neoplasms. Dis Colon Rectum. 2000；43(5)；662 - 7.

［7］ Cataldo PA. Transanal endoscopic microsurgery. Surg Clin North Am. 2006；86(4)；915 - 25.

［8］ Qi Y，Stoddard D，Monson JR. Indications and techniques of transanal endoscopic microsurgery (TEMS). J Gastrointest Surg. 2011；15(8)；1306 - 8.

［9］ Nascimbeni R，Burgart LJ，Nivatvongs S，Larson DR. Risk of lymph node metastasis in T1 carcinoma of the colon and rectum. Dis Colon Rectum. 2002；45(2)；200 - 6.

［10］ Garcia-Aguilar J，Shi Q，Thomas CR Jr，Chan E，Cataldo P，Marcet J，Medich D，Pigazzi A，Oommen S，Posner MC. A phase II trial of neoadjuvant chemoradiation and local excision for T2N0 rectal cancer：preliminary results of the ACOSOG Z6041 trial. Ann Surg Oncol. 2012；19(2)；384 - 91.

［11］ Kundel Y，Brenner R，Purim O，Peled N，Idelevich E，Fenig E，Sulkes A，Brenner B. (2010) Is local excision after complete pathological response to neoadjuvant chemoradiation for rectal cancer an accept-able treatment option? Dis Colon Rectum. 2010；53(12)；1624 - 31.

[12] Kim CJ，Yeatman TJ，Coppola D，Trotti A，Williams B，Barthel JS，Dinwoodie W，Karl RC，Marcet J．Local excision of T2 and T3 rectal cancers after downstaging chemoradiation．Ann Surg．2001;234(3);352 - 8．discussion 358 - 9．

[13] Bedrosian I，Rodriguez-Bigas MA，Feig B，Hunt KK，Ellis L，Curley SA，Vauthey JN，Delclos M，Crane C，Janjan N，Skibber JM．(2004) Predicting the node-negative mesorectum after preoperative chemoradiation for locally advanced rectal carcinoma．J Gastrointest Surg．2004;8(1);56 - 62．[14] Bujko K，Nowacki MP，Nasierowska - Guttmejer A，Kepka L，Winkler-Spytkowska B，Suwinski R，Oledzki J，Stryczynska G，Wieczorek A，Serkies K，Rogowska D，Tokar P．Prediction of mesorectal nodal metastases after chemoradiation for rectal cancer：results of a randomised trial：implication for subsequent local excision．Radiother Oncol．2005;76(3);234 - 40．

[15] Yeo SG，Kim DY，Kim TH，Chang HJ，Oh JH，Park W，Choi DH，Nam H，Kim JS，Cho MJ，Kim JH，Park JH，Kang MK，Koom WS，Kim JS，Nam TK，Chie EK，Kim JS，Lee KJ．Pathologic complete response of primary tumor following preoperative chemoradio-therapy for locally advanced rectal cancer：long-term outcomes and prognostic significance of pathologic nodal status (KROG 09 - 01)．Ann Surg．2010;252(6);998 - 1004．

图书在版编目（CIP）数据

单孔腹腔镜结直肠手术学 ／（美）安妮尔·P.盖斯勒等主编；赵任，周鸿，顾磊主译. -- 长沙 ：湖南科学技术出版社，2025. 3. --（西医经典名著集成）. -- ISBN 978-7-5710-3294-4

Ⅰ. R656.9；R657.1

中国国家版本馆 CIP 数据核字第 20249MD405 号

First published in English under the title

Operative Techniques in Single Incision Laparoscopic Colorectal Surgery

edited by Daniel P Geisler, Deborah Keller and Eric M. Haas

Copyright © Springer International Publishing AG, 2018

This edition has been translated and published under licence from Springer Nature Switzerland AG.

著作权合同登记号 18-2025-060

XIYI JINGDIAN MINGZHU JICHENG:
DANKONG FUQIANGJING JIEZHICHANG SHOUSHUXUE

西医经典名著集成：单孔腹腔镜结直肠手术学

主　　编：［美］安妮尔·P.盖斯勒　　［美］黛博拉·S.凯勒　　［美］埃里克·M.哈斯
主　　译：赵 任　周 鸿　顾 磊
出 版 人：潘晓山
责任编辑：李 忠　杨 颖
出版发行：湖南科学技术出版社
社　　址：长沙市芙蓉中路一段 416 号泊富国际金融中心
网　　址：http://www.hnstp.com
湖南科学技术出版社天猫旗舰店网址：
　　　　　http://hnkjcbs.tmall.com
邮购联系：0731-84375808
印　　刷：长沙沐阳印刷有限公司
　　　　　（印装质量问题请直接与本厂联系）
厂　　址：长沙市开福区陡岭支路 40 号
邮　　编：410003
版　　次：2025 年 3 月第 1 版
印　　次：2025 年 3 月第 1 次印刷
开　　本：880 mm×1230 mm　1/16
印　　张：7.75
字　　数：239 千字
书　　号：ISBN 978-7-5710-3294-4
定　　价：98.00 元
（版权所有·翻印必究）